ÉTUDE

DES

LÉSIONS CARDIAQUES

DANS LE COURS DE LA

Phthisie pulmonaire chronique

PAR

ALFRED BARRABÉ,

Docteur en médecine de la Faculté de Paris,
Ancien externe des hôpitaux (Médaille de bronze).

PARIS

A. PARENT, IMPRIMEUR DE LA FACULTÉ DE MÉDECINE

29-31, RUE MONSIEUR-LE-PRINCE, 29-31.

1878

ÉTUDE

DES

LÉSIONS CARDIAQUES

DANS LE COURS DE LA

Phthisie pulmonaire chronique

PAR

Alfred BARRABÉ,

Docteur en médecine de la Faculté de Paris,
Ancien externe des hôpitaux (Médaille de bronze).

———

PARIS

A. PARENT, IMPRIMEUR DE LA FACULTÉ DE MÉDECINE
29-31, RUE MONSIEUR-LE-PRINCE, 29-31.

1878

ÉTUDE

DES LÉSIONS CARDIAQUES

DANS LE COURS DE LA

PHTHISIE PULMONAIRE CHRONIQUE

INTRODUCTION.

Les fonctions du cœur et du poumon sont en si parfaite harmonie, qu'on ne saurait parler des lésions de l'un de ces organes, sans en trouver le retentissement ou la conséquence chez le second. Telle est la solidarité qui les unit, si nombreux et infinis sont leurs rapports, qu'on peut, d'une façon générale, affirmer que les altérations du cœur provoquent invariablement des troubles pulmonaires, et que toute lésion du poumon produit de son côté des désordres variés dans la substance même du cœur, et dans son fonctionnement.

Parmi les affections pulmonaires qui exercent le

plus communément leurs ravages, et dont le contre-coup se fait le plus sûrement sentir sur l'organe central de la circulation, la phthisie pulmonaire peut occuper un des premiers rangs.

La phthisie pulmonaire est un état morbide si varié, que, la plupart du temps, les manifestations des altérations cardiaques sont pour ainsi dire étouffées au milieu de troubles plus retentissants. Si l'on ajoute à cela leur apparition tardive, et enfin si l'on tient compte de l'impuissance où se trouve, hélas ! trop souvent notre thérapeutique, on ne sera point surpris du peu d'intérêt que l'on attache généralement, dans les services hospitaliers, à ces altérations.

Etudier les lésions du cœur des phthisiques, exposer les symptômes grâce auxquels on peut reconnaître ces lésions pendant la vie, enfin passer en revue les diverses phases de leur histoire, tel est le but que nous nous proposons d'atteindre dans cette dissertation inaugurale.

Nous ne nous dissimulons point les difficultés nombreuses et variées que présente cette question. Nous savons à quelles savantes controverses elle a déjà donné lieu et combien il serait téméraire à nous de vouloir faire la lumière sur tous les points ! Aussi bien, telle n'est pas notre prétention : guidé dans nos travaux par les savants écrits publiés sur ce sujet, et, s'il nous est permis de le dire, par notre propre observation, nous avons adopté les opinions qui nous ont paru se rapprocher le plus de la vérité scientifique. Aussi nous espérons, par nos efforts avoir mérité la bienveillance de nos juges.

Avant d'aller plus loin, qu'il nous soit permis de profiter de l'occasion qui nous est offerte, pour adresser publiquement à notre excellent maître, le Dr Aug. Ollivier, nos remercîments les plus sincères et l'assurer de notre vive reconnaissance.

DIVISION.

Les Lésions cardiaques, que l'on peut rencontrer dans le cours de la phthisie pulmonaire, sont par ordre de fréquence les suivantes :

1° L'atrophie du cœur ;

2° La dilatation du cœur droit ;

3° L'altération graisseuse ;

4° La péricardite ;

5° Les tubercules du cœur.

Nous les étudierons successivement dans un chapitre spécial.

CHAPITRE PREMIER.

ATROPHIE DU CŒUR.

De toutes les complications cardiaques de la phthisie, l'atrophie du cœur, comme nous venons de le dire, est, sans contredit, la plus fréquente; aussi certains auteurs l'ont-ils désignée sous le nom de phthisie cardiaque.

Cet état particulier du cœur consiste dans la diminution plus ou moins considérable de la substance musculaire.

La connaissance de l'atrophie du cœur n'est pas de date très-ancienne ; Sénac (1) et Portal (2) ne connaissaient que l'hypertrophie de cet organe ; il faut arriver à l'auteur de l'immortel *Traité d'auscultation médiate* pour voir affirmer d'une façon positive l'atrophie; on lit, en effet, dans Laennec (3) que chez les phthisiques « le cœur est presque toujours remarquable par sa petitesse et la fermeté de son tissu ; » il en attribue la cause à l'amaigrissement général.

Bizot (4) a étudié avec beaucoup de soin les affections cardiaques; se basant sur les dimensions du cœur observées chez 57 phthisiques, et chez des sujets ayant succombé à des affections diverses, il fut

(1) Sénac. — Traité de la structure du cœur, de son action et de ses maladies, 2 vol. in-4° Paris, 1749, liv. IV, chap. VIII, p. 412.

(2) Portal. — « Observations sur la nature et le traitement de la phthisie pulmonaire ». Paris, 1809, t. II, p. 360.

(3) Laennec. « Traité de l'auscultation médiate. » T. II, p. 63.

(4) Bizot. Rech. sur le cœur et le syst. artériel chez l'homme. » Mém. de la Soc. méd. d'obs., t. I, 1837, p. 262.

conduit à conclure que les phthisiques présentent un cœur plus petit que celui des autres malades. Andral a trouvé chez les phthisiques le cœur altéré dans les deux tiers des cas, sous le rapport de ses dimensions.

· Louis (1) a trouvé seulement trois exemples d'une augmentation manifeste du volume du cœur sur 112 phthisiques ; chez les autres, le cœur avait à peine la moitié ou les deux tiers du volume normal, mais il ajoute que dans les autres maladies chroniques, les dimensions du cœur sont à peu près les mêmes que chez les phthisiques, et que, dans *les affections* cancéreuses, et en particulier celles de l'estomac et de l'utérus, la diminution du cœur est plus marquée que dans toute autre maladie.

Peacock (2) a fait également d'intéressantes recherches ; ses observations ont porté sur 30 hommes phthisiques et sur 17 femmes. Chez les premiers, le poids moyen du cœur était de 267 grammes (au lieu de 270,43, poids normal), chez les femmes 237 grammes (au lieu de 250,05).

Bouillaud (3) et Bertin placent au premier rang la phthisie parmi les maladies qui amènent à leur suite l'atrophie du cœur.

Stokes (4) prétend également que c'est dans la

(1) Louis. Rech. anat., pathol. et thérap. sur la phthisie »
2ᵉ édit., Paris, 1843, p. 58.

(2) Peacock. « On the weight and dimensions of the heart in health and diseases. » Monthly Journal, 1854.

(3) Bouillaud. Clinique médicale de l'hôpital de la Charité, 1837.

(4) Stokes. Traité des maladies du cœur. Trad. de Sénac. Paris, 1864, p. 301.

phthisie qu'on trouve le plus ordinairement l'atrophie portée très-loin, et il explique cette particularité par la diminution de la masse du sang et par le travail de résorption des tissus rouges.

Sur vingt-deux phthisiques que nous avons eu l'occasion d'observer à l'hôpital Lariboisière, il nous a été donné de pratiquer l'examen cadavérique chez sept seulement, et comme on peut le voir par le tableau suivant, et par les observations que nous publions à la fin de notre étude, nous avons constaté chez les sept une diminution notable du poids du cœur, et de l'épaisseur de ses parois.

Tableau contenant les dimensions du cœur des phthisiques observés à Lariboisière.

	OBSERV.	AGE	POIDS	Epaisseur du ventricule gauche.	Epaisseur du ventricule droit.	Epaisseur de l'oreillette gauche.	Epaisseur de l'oreillette droite.
Mesures normales d'après Bouillaud	moyen		250 à 280	15 à 16 millim.	6 mm.	3 mm.	2 mm.
Hommes	VI	33	230	10 mm.	5 mm.	2 mm.	1 mm.
	VII	28	240	11 mm.	3 mm.	1 mm.1/2	1 mm.
	VIII	30	200	9 mm.	4 mm.	1 mm.	1 mm.
Femmes	IX	25	225	»	»	»	»
	X	39	200	8 mm.	2 mm.1/2	2 mm.	1 mm.1/2
Hommes	XI	28	235	12 mm.	4 mm.	2 mm.1/2	1 mm.
	XII	45	240	12 mm.1/2	4 mm.1/2	3 mm.	2 mm.

Nous croyons utile de rappeler ici les dimensions du cœur observées par Bizot chez 65 sujets non phthisiques, et chez 57 phthisiques.

Age : de 16 à 79 ans. — Phthisiques. Epaisseur du ventricule gauche 8 mm. ; non phthisiques, 10 mm. — Pour les deux. Epaisseur du ventricule droit : 2 mm.

Nous croyons avoir suffisamment établi maintenant, que la phthisie pulmonaire produit, très-fréquemment, l'atrophie du cœur ; ayant constaté l'effet ; il nous reste à en indiquer les causes. Il nous semble, quant à nous, qu'il faut les chercher, et qu'on les trouve dans l'état languissant de la nutrition, et dans l'amaigrissement général. Pourquoi le cœur ne serait-il pas soumis à la loi qui régit tous les muscles ? Pourquoi serait-il seul exempt de dépérissement quand tous les autres, se ressentent si fortement de l'état général !

Etant admis, que la phthisie pulmonaire amène l'atrophie du cœur, on peut se demander si cette atrophie est totale ou seulement partielle ; d'après les tableaux qui précèdent, il est permis d'induire ce principe . *l'atrophie porte sur le cœur tout entier.* Cet organe présente une flaccidité très-marquée ; sa coloration est pâle. A l'examen histologique, on constate une diminution dans le diamètre des faisceaux musculaires ; la striation des fibres primitives est notablement diminuée, elle est peu apparente ou même a complètement disparu.

Le tissu musculaire n'est pas altéré seul ; les valvules sont parfois singulièrement atrophiées et prennent un aspect crébriforme ; M. King (de Londres), le docteur Adams et le professeur Smith en ont rapporté des exemples. Chez un malade qui mourut phthisique à un âge avancé, Stokes (1) a vu les valvules aortiques offrir cette disposition en crible. Les filaments qui circonscrivaient les perforations étaient aussi délicats que des fils d'araignée.

L'atrophie n'est pas toujours accompagnée d'une diminution de volume ; ce dernier varie suivant que les parois du cœur circonscrivent des cavités plus ou moins grandes ; cependant, la diminution est à peu près constante, sauf pour le cœur droit, mais nous y reviendrons plus loin.

Enfin, très-fréquemment, on constate dans le péricarde, une plus ou moins grande quantité de liquide séreux.

L'inspection de la région précordiale ne nous fournit que des renseignements fort peu importants. Cependant, on voit quelquefois un espace intercostal faiblement soulevé par la pointe du cœur, qui bat dans un point plus élevé, ou plus en dedans du mamelon, ce qui semblerait indiquer un retrait de l'organe.

A la palpation, on constate, soit une diminution dans la force de l'impulsion cardiaque, soit sa disparition complète.

Au moyen de la percussion, on trouve la matité cardiaque sensiblement diminuée. Observons toutefois, qu'on ne doit accorder qu'une médiocre confiance à ce mode d'investigation, et cela pour deux raisons :

(1) Stokes. Traité des maladies du cœur. Trad. de Sénac, Paris, 1864, p. 7.

la première, c'est que presque toujours, il sera impossible, de séparer la matité cardiaque de la matité causée par la lésion pulmonaire, la seconde, c'est que souvent, il se produit dans le péricarde, un épanchement de liquide, venant pour ainsi dire combler le vide produit par l'atrophie.

A l'auscultation, les bruits du cœur sont faibles, lointains, peu retentissants, souvent voilés par les diverses modifications du murmure vésiculaire ; Stokes (1) a signalé un léger bruit de souffle au premier temps et au niveau des ventricules, dû, selon toute apparence, à une insuffisance mitrale déterminée par la faiblesse des muscles papillaires.

Le pouls est petit, faible, dépressible.

Ajoutons enfin, que des palpitations, ont été parfois signalées ; quand elles surviennent, elles rendent la gêne respiratoire de plus en plus pénible.

L'atrophie du cœur ne présente point de symptôme pathognomonique. Cependant, on pourra, dans la période avancée de la phthisie, avec la réunion des signes précédents, porter le diagnostic d'atrophie, sans grande crainte d'erreur.

Le pronostic est des plus sombres, cela se conçoit aisément. Chez les phthisiques, le cœur diminue graduellement à mesure que la vie s'éteint, et il tend à redevenir, ce qu'il était à l'époque de la naissance, alors qu'il est le plus rapproché du terme de ses fonctions.

(1) Stokes. Loc. cit., p. 327.

CHAPITRE II.

DE LA DILATATION DU CŒUR DROIT. — INSUFFISANCE TRICUSPIDE.

Nous avons dit que la phthisie pulmonaire frappe le cœur tout entier, mais toutes les parties de l'organe sont-elles également affectées? Non. Quelques-unes le sont plus particulièrement; nous voulons parler des cavités droites. La lésion que l'on rencontre habituellement est la dilatation du ventricule droit, et par suite l'insuffisance de l'orifice tricuspide; son apparition est généralement tardive, aussi passe-t-elle souvent inaperçue. C'est en 1806 que pour la première fois, les obstacles mécaniques à la circulation, sont regardés comme capables de provoquer la dilatation du cœur (anévrysme passif de Corvisart (1)).

Trois ans plus tard, Portal (2), est amené à considérer la phthisie comme pouvant devenir une cause de dilatation du cœur.

Voici ce qu'il dit à ce sujet : « C'est surtout l'oreillette et le ventricule droit qui acquièrent plus de capacité chez les phthisiques, sans doute parce que les artères pulmonaires, ne versant pas librement leur sang dans les veines de ce viscère, se dilatent en proportion des obstacles qui en empêchent le cours ; le ventricule droit et l'oreillette droite, et même la veine cave se ressentent bientôt des obsta-

(1) Corvisart. « Essai sur les maladies du cœur. » 1806.
(2) Portal. Loc. cit.

cles opposés à la circulation du sang et se dilatent aussi plus ou moins. »

« Bizot, bien que cela lui paraisse rationnel, n'admet pas la dilatation du cœur droit chez les phthisiques ; d'après ses recherches, la capacité du ventricule droit chez les phthisiques n'est pas supérieure à la capacité du même ventricule chez les individus morts non phthisiques.

Louis (1) n'admet pas la dilatation du cœur. Sur 112 sujets tuberculeux, il déclare n'avoir rencontré que trois cas de lésions de cet organe, et encore portaient-elles sur le cœur gauche !

King (2) appelle l'attention sur l'influence exercée par les maladies pulmonaires sur le cœur droit, mais il ne mentionne point la phthisie d'une manière particulière.

D'après la statistique de Chambers (3), la dilatation du cœur droit se rencontrerait dans la proportion de 2 p. 100.

Grisolle (4) se refuse à croire à la dilatation du cœur droit chez les phthisiques.

Gouraud (5) dans un ouvrage remarquable, où il étudie l'influence des affections pulmonaires sur le cœur, écarte la phthisie des maladies qui peuvent exercer une action quelconque sur cet organe.

(1) Louis. Loc. cit.
(2) King (ou Essai on the savety-valve-fonction in the right ventricule of the human heart) Guy's hospital reports, t. II, p. 115. 1837.
(3) Chambers. Medical Times, 1852. »
(4) Grisolle. Pathologie interne. T. II, p. 524.
(5) Gouraud. « De l'influence pathogénique des maladies pulmonaires sur le cœur droit. » Th. doct., Paris, 1865, N.71

M. le professeur Potain et M. Rendu (1) ne mentionnent point la phthisie parmi les causes de la dilatation du cœur droit ; M. Raynaud (2) la passe également sous silence.

M. le professeur Jaccoud (3), après de nombreuses et minutieuses observations, déclare que la dilatation du cœur droit est la conséquence ordinaire de la phthisie.

Dans sa thèse inaugurale, M. Amat (4), signale en passant la phthisie comme produisant la dilatation du cœur, mais il n'y insiste pas.

Enfin en 1873, M. Lechapelain (5), en 1877 M. Brun-Bourdaux (6), dans leurs thèses qu'ils ont faites sous l'inspiration du D· Bourdon, reconnaissent la phthisie, comme cause de dilatation du cœur droit.

La dilatation du cœur droit se produit sous plusieurs influences ; M. le professeur Jaccoud (7) l'attribue aux deux causes suivantes :

1° Augmentation de pression dans les cavités du cœur.

2° Diminution de la résistance naturelle du tissu cardiaque.

Or, il n'est point d'état pathologique qui remplisse

(1) Potain et Rendu (art. path. cœur, dict ency. des sc. méd. ».
(2) Maurice Raynaud. Art. pathologie du cœur du Nouveau dict. de méd. et de chir. pratiques.
(3) Jaccoud. « Leçons de cliniques médicales professées à l'hôpital Lariboisière », p. 345.
(4) Amat. « Insuffisance tricuspide ». Th. doct., Paris, 1874.
(5) Lechapelain. « Insuffisance tricuspide et rétrécissement uréthral. »
(6) Brun-Bourdaux. — Contribution à l'étude des maladies du cœur droit dans la phthisie. Th. doct., Paris, 1877.
(7) Jaccoud. Path. int. T. I, p. 599.

mieux ces deux conditions que la phthisie pulmonaire.

En effet, lorsqu'une partie du poumon est envahie
par des tubercules et mieux par des cavernes, les ca-
pillaires qu'elle renferme sont, comme l'ont démontré MM. Cornil et Ranvier, oblitérés ou détruits; il
en résulte que le champ de l'hématose est plus ou
moins réduit, et d'autant plus, que la destruction du
tissu pulmonaire est plus considérable. Cependant,
le cœur doit continuer sa fonction, et la disparition
d'un plus ou moins grand nombre des canaux de
l'artère pulmonaire s'oppose à ce qu'il puisse désor-
mais évacuer tout son contenu. Que se produira-t-il
alors ? La pression intérieure va augmenter dans le
cœur droit, et pour contenir et conserver une masse
plus considérable, les parois du ventricule se distèn-
dront, et il en résultera forcément une dilatation.
Mais on pourrait croire sans doute, que dans la nécessité où se trouve le ventricule droit de réagir, contre
la pression causée par cette masse anormale de sang
contenu dans son intérieur, l'hypertrophie pourrait
se produire. Il n'en est rien, et plusieurs raisons s'y
opposent. Dans le cours de la phthisie, en effet, l'ac-
tivité nutritive est ralentie, aussi bien pour le cœur
que pour les autres organes ; l'accumulation de graisse
à la surface de l'organe, la dégénérescence graisseuse
de ses fibres ne vont pas seulement contribuer à augmenter la gêne de ses fonctions, mais encore dimi-
nuer la résistance de son tissu. Aussi la dilatation
du ventricule droit est seule possible et avec amincissement de ses parois. Mais cette dilatation ne pourra

acquérir un certain degré, sans produire une disten-
sion de l'orifice tricuspide, et celui-ci ne pouvant
plus résister à l'effort qui tend à agrandir son diamètre, se dilatera à son tour ; ses valvules ne pourront plus assurer son oblitération, et dès lors, l'insuffisance valvulaire sera constituée. Cependant, il ne
faudrait pas conclure de cet exposé que la dilatation
du cœur droit est constante chez les phthisiques. En
effet, comme l'écrivait, en 1838, dans le journal l'*Expérience*, le professeur Natalis Guillot (1), des anasto-
moses peuvent s'établir, entre les branches de l'artère
pulmonaire et les vaisseaux bronchiques ; il y a alors
compensation par agrandissement du champ de dis-
tribution des vaisseaux normaux. Enfin la dilatation
du cœur droit n'aura pas lieu, lorsque les hémorrhagies tardives, signalées par M. le professeur Jaccoud (2) apparaîtront.

Les lésions par lesquelles se caractérise l'affection
qui nous occupe, sont peu nombreuses ; les plus com-
munes sont les suivantes :

Le cœur présente une hypertrophie apparente et
qui porte uniquement sur le cœur droit. Le cœur
gauche conserve, au contraire, ses dimensions primitives, mais tel est le développement de sa partie op-
posée, qu'il semble au premier abord être frappé d'a-
trophie. Ce nouvel aspect du cœur lui a valu différents
noms : les uns l'ont appelé cœur en besace, les autres
cœur en gibecière. Les parois du ventricule droit et
de l'oreillette sont amincies ; l'épaisseur du ventricule

(1) Natalis Guillot. Journal « l'Expérience », 1838.
(2) Jaccoud. Loc. cit. Leçons cliniques, p. 345.

varie entre deux et quatre millimètres, celle de l'o-
reillette présente à peine un millimètre et paraît, pour
ainsi dire, réduite à l'adossement du péricarde et de
l'endocardé.

Les cordages tendineux semblent allongés et se dé-
chirent plus facilement.

L'orifice tricuspide est à peu près constamment
dilaté, mais ses valves sont ordinairement normales;
l'orifice pulmonaire l'est également assez souvent,
d'ailleurs on peut en juger par le tableau ci-dessous.

**Tableau contenant les dimensions des orifices du cœur
des phthisiques observés à Lariboisière.**

		AGE	Orifice mitral.	Orifice tricuspide.	Orifice aortique.	Orifice pulmonaire.
	Mesures normales d'après Bouillaud.	moyen	102 mm.	100 mm. à 100	67 mm.	72 mm.
Hommes.	VI	33	95 mm.	110 mm.	67 mm.	75 mm.
	VII	28	100 mm.	130 mm.	65 mm.	95 mm.
	VIII	30	104 mm.	125 mm.	72 mm.	80 mm.
	IX	25	»	»	»	»
Hommes.	X	39	92 mm.	125 mm.	80 mm.	90 mm.
	XI	28	96 mm.	110 mm.	60 mm.	79 mm.
	XII	45	104 mm.	135 mm.	»	»

Chez les phthisiques qu'il a observés, Bizot a trouvé
que l'orifice auriculo-ventriculaire gauche, et celui de
l'artère pulmonaire, ont à peu près les mêmes dimen-

Barrabé.   2

sions, et que l'orifice auriculo-ventriculaire droit, et
celui de l'aorte ont éprouvé un rétrécissement bien
évident ; voici d'ailleurs dans le tableau ci-dessous
les dimensions qu'il a constatées.

HOMMES.	AGE.	Orifice mitral.	Orifice tricuspide.	Orifice aortique.	Orifice pulmonaire.
Phthisiques.	de 16 à 79	90 mm.	107 mm.	58 mm.	64 mm.
Non phthisiques.	de 16 à 79	90 mm.	108 mm.	62 mm.	64 mm.

M. le professeur Jaccoud a étudié d'une façon remarquable cette question. Nous sommes heureux de
pouvoir citer les conclusions qu'il a tirées de cin-
quante observations de phthisiques : « Toutes les
fois qu'un phthisique affecté de cavernes multiples
ou étendues échappe aux hémoptysies tardives, il y
a chez lui une dilatation de l'orifice tricuspide, et
partant une insuffisance de la valvule. La circonférence minimum de l'orifice a été de 111 mm., ce qui
est déjà une dilatation positive chez la femme ; le
maximum a été de 130 mm. chez un homme. Tous
les autres faits sont compris entre ces deux extrê-
mes. » On a vu dans le tableau qui précède (1) que
l'augmentation a été plus considérable. C'est ainsi

(1) Voir p. 19.

que dans l'observation XII la circonférence de l'orifice tricuspide a été de 135 mm.

Les symptômes par lesquels se manifestent la dilatation du cœur droit et l'insuffisance de la valvule tricuspide sont peu nombreux.

L'aspect de la région précordiale n'est pas modifié. A la palpation, on constate quelquefois au niveau de la partie inférieure du sternum un léger frémissement correspondant à la systole ventriculaire, mais jamais rien autre chose.

La percussion donné un signe d'une certaine importance, c'est l'augmentation de la matité cardiaque dans le sens transversal. Il faut bien se garder toutefois d'en exagérer la valeur ; ce n'est là qu'un indice, indice probable, il est vrai, de dilatation du cœur droit, mais indice insuffisant si l'on songe à la difficulté de limiter la matité cardiaque chez les phthisiques.

Mais il n'en est pas de même d'un bruit anormal du cœur, très-bien décrit par M. le professeur Parrot (1), et dont il a fait un signe pathognomonique de l'insuffisance tricuspide.

Ce bruit anormal est un bruit de souffle, généralement assez doux, masquant tout à fait le premier bruit de la révolution du cœur. Habituellement son maximum d'intensité est situé à la partie interne du quatrième espace intercostal, tantôt au niveau du bord droit du sternum, tantôt au niveau du bord gauche. A mesure que l'on s'éloigne de ce lieu d'élection, il diminue d'intensité, et l'on finit par percevoir

(1) Parrot. Arch. gén. de méd., 1865.

avec netteté le double bruit physiologique ; cependant M. Brun-Bourdaux (1) a eu l'occasion de l'entendre à droite, en haut, dans la direction de l'aisselle.

Les bruits du cœur sont plus faibles ; plus faible est aussi l'impulsion cardiaque.

Le pouls est petit, irrégulier, intermittent et dépressible.

Notons encore un phénomène d'une grande importance, le pouls veineux ; l'époque de son apparition est essentiellement variable : quand il paraît, on peut en conclure avec certitude, que le ventricule droit, trop plein, a déterminé un courant sanguin rétrograde qui ne s'arrêtera qu'au niveau du golfe de la jugulaire.

Souvent en même temps la cyanose apparaît aux lèvres et aux extrémités ; de plus les veines sont turgescentes, et dans leur intervalle les téguments présentent une teinte livide.

Enfin terminons par un dernier signe, les battements hépatiques. On les rencontre, il est vrai, très-rarement, mais leur importance néanmoins ne fait pas de doute. Sénac (2) et Kreysig (3) ont déjà signalé les battements hépatiques ; ce phénomène a fait l'objet de la thèse inaugurale de M. Mahot (4).

Comme phénomènes subjectifs, les malades accusent des palpitations et une augmentation très-no-

(1) Brun-Bourdaux. Contribution à l'étude des mal. du cœur droit dans la phthisie. Th. doct., Paris, 1877.
(2) Sénac, Loc, cit,
(3) Kreysig, Die Krankheiten des Herzens, Berlin, 1815,
(4) Mahot, Des battements du foie dans l'insuffisance tricuspide, thèse de Paris, 1869.

table de la dyspnée. Notons aussi l'absence d'hémoptysies, absence qui se conçoit aisément, quand on connaît le mode de production de la dilatation du cœur droit.

« L'insuffisance tricuspide, a dit M. le professeur Jaccoud (1), est fréquente chez les phthisiques; elle paraît constante dans les phthisies à grand délabrement qui ne sont pas accompagnées d'hémorrhagies. » Quoi qu'il en soit, la constatation de ce phénomène est assez difficile; on ne parvient que très-rarement à distinguer le bruit de souffle caractéristique ; du reste, bien des raisons s'y opposent : le cœur des phthisiques arrivés à la dernière période ne se contracte plus assez énergiquement; et, en outre, au milieu des bruits pathologiques qui se passent da... les poumons, comment saisir le bruit de souffle que nous avons signalé plus haut?

La marche de l'affection est rapide; l'oppression devient de plus en plus grande et les malades meurent asphyxiés.

Le seul bénéfice que peut rapporter aux phthisiques l'insuffisance tricuspide, c'est de leur épargner les hémoptysies tardives, comme l'a démontré M. le professeur Jaccoud (2) : « L'insuffisance tricuspide compensant l'accroissement de pression dans l'artère pulmonaire prévient la rupture des vaisseaux et constitue, dans l'espèce, un phénomène salutaire. »

(1) Jaccoud, Loc, cit, Cliniques, p, 346,
(2) Jaccoud, Loc, cit,

CHAPITRE III.

ALTÉRATION GRAISSEUSE DU CŒUR.

L'altération graisseuse du cœur est une des consé-
quences assez ordinaires de la phthisie pulmonaire.

Elle peut se présenter sous deux formes :

1° Surcharge graisseuse ;

2° Dégénérescence graisseuse.

Corvisart et Laënnec n'avaient observé que la surcharge graisseuse ; ils ne pouvaient, à la vérité, distinguer la dégénérescence, n'ayant pas alors à leur
disposition les instruments d'investigation que la
science fournit aujourd'hui.

Ce n'est qu'en 1842 que Rokitansky donna les premières notions précises sur la dégénérescence graisseuse. Deux ans plus tard, Peacock, s'occupant du
même sujet, vint ajouter de nouvelles explications à
celles déjà données sur la dégénérescence graisseuse.

Dans quatre cas observés chez des femmes, Bizot a
signalé l'état gras du cœur. A peu près à la même
époque, Louis fit remarquer que le plus habituellement, chez les phthisiques, le cœur est gras en même
temps que le foie.

Aran (1) signale l'altération graisseuse comme pouvant compliquer la tuberculose pulmonaire.

Quelques années auparavant, Paget (2) et Quain (3)

(1) Aran, De l'atrophie graisseuse du cœur, Revue méd. chirur.
de Paris, août, 1855.

(2) Paget, London med, gaz, vol, II. aug, 1847, p, 229.

(3) Quain, On fatty diseases of the heart, Lond, 1851.

avaient démontré que la fibre cardiaque subit la dégénérescence graisseuse chez les phthisiques.

Bizot (1) n'ayant constaté l'état gras du cœur que
chez les femmes, avait été naturellement conduit à
conclure que cette altération se produisait de préfé-
rence chez la femme ; le Dr Quain, au contraire, dé-
clara que l'altération graisseuse était beaucoup plus
commune chez les hommes.

Des exemples d'altération graisseuse dans la phthisie chronique nous ont été également laissés par le
Dr Ormerod (2).

Chambers (3), dans sa statistique, semble indiquer que cette altération n'est pas produite par la
phthisie.

Wagner (4), sur 21 observations qu'il a recueillies,
a trouvé 8 fois la dégénérescence graisseuse du ventricule droit, 4 fois à la suite de tubercules pulmonaires, et 4 fois dans des cas de bronchite chronique
ou d'emphysème plus ou moins liés à la présence de
tubercules.

Stokes (5), Friedreich (6) déclarent que, dans les
maladies chroniques qui sont suivies d'une émacia-
tion générale considérable et de disparition du tissu
graisseux sous-cutané, comme la tuberculose pulmo-

(1) Bizot, Loc, cit,
(2) Ormerod. London med. gaz., nov. 1849.
(3) Chambers. Medical Times, 1852.
(4) Wagner. Dic. Fettmetamorphose des Hersfleisches, Leipsig,
1864.
(5) Stokes. The diseases of the heart and aorta. Dubl. 4854.
(6) Friedreich. Traité des maladies du cœur, traduit par Lerber
et Doyon, 1873, p. 304.

naire, l'altération graisseuse se rencontre assez souvent.

M. Blachez (1) place au premier rang des maladies
chroniques la phthisie pulmonaire, comme capable
de déterminer, dans les organes, l'apparition du pro-
cessus stéatosique, mais il ne mentionne point le
cœur d'une manière spéciale.

Enfin, M. Pietrowsky (2), dans sa thèse sur la dégénérescence graisseuse du cœur, ne fait que citer la
phthisie pulmonaire comme étant susceptible de faire
naître cette lésion.

L'altération graisseuse du cœur apparaît chez les
phthisiques, sous l'influence des conditions générales
dans lesquelles se trouve l'organisme, c'est-à-dire la
cachexie et le marasme; aussi est-ce avec raison que
Quain et Rokitansky ont indiqué comme cause
d'altération graisseuse du cœur, l'affaiblissement du
pouvoir vital qui préside à la nutrition de cet organe
chez les phthisiques.

Les obstacles au cours du sang dans la petite circulation peuvent aussi amener la dégénérescence
graisseuse du cœur, et nous savons que ces obstacles
ne font point défaut chez les phthisiques; l'insuffisance de l'hématose, qui en est la conséquence forcée,
cause, ainsi que l'a démontré Cl. Bernard (3), un défaut de combustion dans les matières hydrocarbonées

(1) Blachez. De la stéatose. Thèse de concours, 1866.
(2) Pietrowsky. De la dégénérescence graisseuse du cœur. Th.
doct., Paris, 1865.
(3) Cl, Bernard, Leçons de physiologie, cours de 1854-1855,
p, 154,

par le fait même du défaut d'oxygène, et, par suite, une augmentation de la graisse.

Il faut aussi noter les causes locales; c'est ainsi que Wagner, sur 35 cas de péricardite, a noté 17 fois la dégénérescence graisseuse.

Les deux formes de l'altération graisseuse du cœur sont rarement séparées : la première, c'est-à-dire la surcharge graisseuse, conduit à la seconde, a dit Stokes (1).

1° *Surcharge graisseuse.* — Cette lésion consiste dans une accumulation plus ou moins considérable de graisse à la surface du cœur ou dans l'interstice des faisceaux musculaires. Facile à constater à l'œil nu, cette lésion a été longtemps signalée seule par les auteurs.

Située sous le feuillet péricardique, ordinairement plus développée à la base et sur les bords de l'organe, elle altère les contours du cœur; parfois elle se trouve en si grande abondance, qu'elle voile entièrement l'organe aux yeux de l'observateur. Peu à peu, elle s'interpose entre les fibres musculaires et finit par les atrophier; il en résulte un amoindrissement des parois et une prédisposition à la dilatation passive.

Le cœur présente un aspect pâle et décoloré.

2° *Dégénérescence graisseuse.*— Cette seconde forme de l'altération graisseuse du cœur ne peut se reconnaître avec certitude qu'à l'aide du microscope; ce-

(1) Stokes, Loc, cit,

pendant, lorsque la lésion est avancée, le cœur présente certains caractères qu'il est possible de constater à l'œil nu.

Le cœur graisseux placé sur un plan résistant ne conserve plus sa forme habituelle, il se déprime. Sa consistance est diminuée et il se laisse facilement déchirer ; enfin, sa coloration est toute spéciale, on l'a comparée à celle des feuilles mortes.

Le microscope montre des séries longitudinales de vésicules adipeuses entre les faisceaux primitifs ; les stries des fibres primitives sont peu distinctes ou même ont complètement disparu, et le sarcolemme est alors rempli de granulations graisseuses.

La dégénérescence gaisseuse ne paraît pas envahir le cœur tout entier ; ainsi, dans les quatre cas observés par Bizot, la paroi antérieure du ventricule droit offrait une transformation graisseuse de sa moitié inférieure, et les fibres dégénérées paraissaient se continuer sans interruption avec les fibres musculaires des colonnes charnues.

Dans les observations de Wagner également, seul, le ventricule droit était envahi par la dégénérescence graisseuse.

Enfin, d'après Bizot, la transformation graisseuse ne se produirait pas de la même façon chez les tuberculeux que chez ceux qui ne le sont pas ; chez ces derniers, en effet, Bizot n'a rencontré dans les parois du cœur que quelques points graisseux du volume d'une tête d'épingle à celle d'un pois.

Les symptômes de l'altération graisseuse du cœur sont ceux de la débilité cardiaque.

Ainsi, l'on constate une diminution frappante dans la force du choc de cet organe, qui même peut devenir imperceptible.

A l'auscultation, les bruits du cœur sont faibles, et surtout le bruit systolique qui est plus court et moins accentué; mais ces symptômes sont modifiés par la gêne respiratoire; de plus, ils sont communs à l'atrophie et à la dégénérescence graisseuse du cœur; la première lésion, à peu près constante chez les phthisiques, est souvent suivie de la seconde.

La dégénérescence des muscles papillaires peut avoir pour conséquence, la tension insuffisante des valvules auriculo-ventriculaires, et par suite, un bruit de souffle au premier temps, siégeant à la pointe ou au bord droit de l'appendice xiphoïde, ou dans ces deux points. Aussi le diagnostic de l'altération graisseuse est-il des plus difficiles, sauf peut-être lorsque les lésions sont très-avancées, mais la phthisie ne leur en laisse pas souvent le temps.

Cependant le pouls, et le mode respiratoire pourront mettre l'attention en éveil.

Le pouls radial est faible, irrégulier, disparaît fréquemment sous le doigt.

La dyspnée, déjà grande par la maladie pulmonaire, augmente sous l'influence du plus petit effort musculaire; il y a quelquefois une véritable orthopnée nocturne.

Ajoutons, en terminant, qu'on a signalé une grande tendance à des attaques que l'on devrait appeler syncopales.

CHAPITRE IV.

DE LA PÉRICARDITE.

La péricardite chez les tuberculeux, longtemps ignorée, n'est plus un fait exceptionel depuis que l'attention des auteurs est appelée sur ce sujet.

Les médecins anciens ont mentionné l'adhérence du péricarde, mais il faut arriver en 1735 pour voir Guillaume Agricola (1) rattacher cette adhérence à une inflammation de la poitrine, caractérisée par la présence de tubercules dans les poumons. En 1736, le même observateur rencontre deux nouveaux cas d'adhérence cardiaque, chez deux sujets tuberculeux.

Sénac, dans son article sur l'adhérence du péricarde, cite une observation de Cheselden qui avait constaté cette adhérence chez un phthisique.

Un cas est rapporté par Corvisart, deux par Laënnec, mais sans détails suffisants.

Louis (2) a rencontré deux fois l'adhérence du péricarde au cœur; puis dans un autre cas, qu'il a consigné dans son *Mémoire sur la péricardite*, il trouva des · grannulations grises, demi-transparentes, sous la membrane séreuse du péricarde.

En 1849, Macquet (3) présenta à la Société anatomique un cas très-net de péricardite tuberculeuse

<hr>

(1) G, Agricola, Commere, litt,, anno 1734, hebd,, 811,
(2) Louis, Mémoire sur la péricardite, Revue médic, Janvier, 1834,
(3) Macquet, Bull. de la soc, anat, 1849,

chez un phthisique arrivé à la troisième période. Nous reproduirons plus loin son observation.

Bamberger (1) a observé 57 cas de péricardite parmi lesquels 8 avaient pris naissance dans le cours de la phthisie pulmonaire ; aussi en a-t-il conclu qu'après le rhumatisme, la tuberculose était la cause la plus fréquente de péricardite.

Pour Gunsburg (2), la péricardite est assez souvent un des accidents terminaux de la phthisie pulmonaire.

Nous avons de Chambers une statistique comprenant 503 cas de tuberculose pulmonaire ; cet auteur a rencontré 11 fois la péricardite, mais sur ces 11 cas, 3 seulement peuvent être attribués à la tuberculose, par suite de la propagation évidente de l'inflammation de la plèvre gauche au péricarde ; aussi Chambers ne croit-il pas à l'influence de la tuberculose sur la production de la péricardite.

MM. Rillet et Barthez (3) ont rencontré 10 fois sur 312 malades des tubercules dans le péricarde, mais c'était chez des sujets atteints de phthisie aiguë ; nous n'avons pas à nous en occuper. Il en est de même pour le cas que M. le professeur Jaccoud, alors interne des hôpitaux, présenta en 1858 à la Société anatomique.

En 1859, un cas de tubercules du péricarde fut éga-

(1) Bamberger, Beitrage zur physiol, u, pathol, des Herzens, Virchow's archiv, IX, Bd, 1856, s, 348,

(4) Gunsburg, Klinik der Kreislaufs and Athmeng sorgam, p, 65, 1856,

(3) Rilliet et Barthez, Maladies des enfants, T, III, p, 774,

lement présenté à la Société anatomique par Camille Gros (1) (obs. III).

Enfin M. Leudet (2) de Rouen a rencontré 8 fois la péricardite sur 299 phthisiques.

Ajoutons que, l'année dernière, la péricardite tuberculeuse a été l'objet de la thèse inaugurale du Dr Biron (3).

En parcourant les bulletins de la Société anatomique, nous avons vu mentionnés des cas assez nombreux de péricardite tuberculeuse, mais ils s'étaient produits dans le cours de la granulie.

Aux observations de MM. Macquet et Gros, que nous publions plus loin, nous ajouterons un cas de péricardite que nous avons eu l'occasion d'observer chez un phthisique, dans le service de M. Ollivier (obs. VI). Nous devons à l'obligeance de notre ami M. Dreyfous, interne des hôpitaux, la communication d'une intéressante observation de péricardite purulente chez un phthisique, causée par l'ouverture d'une caverne ganglionnaire dans le péricarde ; nous sommes heureux de la reproduire (obs. I). Cette observation nous signale un fait qu'on ne trouve mentionné chez aucun des auteurs qui ont écrit sur la matière ; Baréty lui-même, dans son étude approfondie *de l'adénopathie bronchique* (4) n'en fait pas soupçonner la possibilité.

(1) C, Gros, Bull, de la soc, anat,, 1859,

(2) Leudet, Archives de médecine,, juillet, 186g,

(3) Biron, Contrib, à l'étude de la péricardite tuberculeuse, Th. doct, Paris, 1877,

(4) Baréty, De l'adénopathie trachéo-bronchique en général et en particulier dans la scrofule et la phthisie pulmonaire. Thès. doct. Paris, 1874.

La péricardite, chez les tuberculeux, peut se manifester sous des influences diverses ; on peut cependant en attribuer l'apparition à trois causes principales :

1° Propagation de l'inflammation de la plèvre au péricarde ;

2° Généralisation de la diathèse (les tubercules apparaissent dans le péricarde) ;

3° Ouverture du péricarde par une masse tuberculeuse voisine, un ganglion bronchique.

La péricardite chez les phthisiques peut se présenter sous plusieurs formes, mais elle nous apparaît, le plus souvent, sous les deux suivantes :

1° Forme sèche, pseudo-membraneuse, quelquefois adhésive, avec ou sans tubercules ;

2° Forme humide, c'est-à-dire avec épanchement, soit séreux, soit hémorrhagique, soit purulent.

Nous allons décrire successivement ces deux formes :

1° *Forme sèche*, etc. — La plèvre et le péricarde sont unis tantôt par des adhérences lâches, celluleuses, tantôt par des adhérences si intimes, qu'il devient impossible de les séparer.

Les feuillets fibreux et séreux du péricarde pariétal sont épaissis, et laissent quelquefois apparaître à la coupe des tubercules arivés à des époques plus ou moins variables de leur évolution. Le feuillet viscéral peut présenter les mêmes lésions.

Quelquefois les deux feuillets du péricarde sont intimement adhérents, il n'y a plus de cavité, c'est ce qu'on appelle, alors, une symphyse cardiaque. Par-

fois encore, au lieu d'une symphyse cardiaque absolue, on ne rencontre entre les deux feuillets que
quelques brides lâches, entre-croisées.

Les fausses membranes, lorsqu'elles existent, sont
réparties plus ou moins inégalement sur les deux
surfaces du péricarde, mais spécialement sur le feuillet viscéral et le tissu cardiaque ; leur épaisseur
moyenne est de un millimètre. Le plus ordinairement
ces membranes ne contiennent pas de granulations
tuberculeuses.

Cette forme de péricardite est la plus commune ; la
pleurésie est l'intermédiaire habituel entre la tuberculose et la lésion péricardiaque.

2° *Forme humide*, etc. — Le péricarde est plus ou
moins distendu par l'épanchement. Le feuillet pariétal est épaissi ; sa surface interne, tantôt est revê-
tue de fausses membranes à saillies rugueuses, tantôt
elle présente des tubercules. Les mêmes lésions
peuvent se rencontrer sur le feuillet viscéral.

L'épanchement est variable ; on trouve le plus souvent un liquide séreux, citrin, qui est parfois coloré
en rouge par une certaine quantité de sang : par exception on y rencontre du pus. La présence de tubercules dans le péricarde, qui serait donc assez rare dans
la péricardite des tuberculeux chroniques, nous paraît
être la règle, dans la péricardite qui survient dans le
cours d'une granulie.

La péricardite, chez les tuberculeux, n'attire, en
général, que fort médiocrement l'attention des clini-
ciens, et l'on s'explique aisément, du reste, qu'elle ne

soit pas un sujet plus fréquent de leurs préoccupa-
tions.

Cette affection, en effet, se produit assez rarement,
et, d'autre part, les phénomènes plus bruyants de la
phthisie en diminuent peut-être l'intérêt, mais en
tous cas en masquent la symptomatologie. Nous ne
sommes pas, à vrai dire, sur un terrain nouveau ;
nous avons montré déjà que la péricardite tuberculeuse avait provoqué des recherches assez nombreuses et fourni des observations, mais jusqu'à présent,
il ne nous semble pas qu'on s'y soit arrêté suffisamment. Nous ajouterons peu d'éléments à cette question, mais nous nous sommes efforcé de rassembler
les matériaux qui permettent d'en tracer une histoire
plus complète, et qui sont de nature à en faciliter
l'étude. Nous avons vu qu'il y a deux formes de péricardite chez les tuberculeux, les symptômes vont
donc varier suivant que l'on aura affaire à la forme
sèche ou la forme humide.

Forme sèche. — La péricardite chez les tuberculeux
est assez souvent latente, et son diagnostic est d'autant plus difficile, que les phénomènes qui attirent
l'attention, peuvent être aussi légitimement attribués
aux lésions de la portion correspondante du poumon
et de la plèvre.

Cette difficulté d'interpréter les symptômes observés dans ces circonstances a été le sujet d'une remarquable dissertation du Dr Choyau (1).

(1) Choyau. « Des bruits pleuraux et pulmonaires dus aux mouvements du cœur. » Th. Doct. Paris, 1865.

Barrabé.   3

M. Choyau a démontré que les bruits de frottement de la région précordiale avaient des origines
multiples, et il en a donné des explications. ingé-
nieuses corroborées par des expériences cadavéri-
ques. Or, ces frottements sont le signe par excellence
de la péricardite.

Nous ne pouvons entrer dans les détails du travail
de M. Choyau; rappelons-en seulement les principales conclusions.

On peut entendre à la région précordiale :

1° Un bruit de froissement pleural, déterminé par le
frottement de la plèvre pulmonaire sur la plèvre pa-
riétale correspondante (pleurésie sèche limitée à la
partie antérieure gauche du thorax) ;

2° Un bruit de froissement pleural, produit par le
choc du cœur sur les fausses membranes de la pleurésie sèche, dans les mêmes conditions que plus haut.

Ces deux bruits se passent en dehors du péricarde,
et s'il est facile de distinguer le premier en faisant
suspendre la respiration du malade, le second per-
sistera quand même et pourra donner lieu à l'erreur.
A côté de ces véritables bruits de frottement, on peut
observer encore, ainsi que l'a démontré M. Choyau,
des bruits de crépitation plus ou moins fine qui obs-
curciront encore le diagnostic.

Restent enfin les bruits de frottement véritable-
ment péricardiques, qui sont isochrones avec la con-
traction ventriculaire, mais qui n'ont, en dehors de
ce fait, aucun caractère pathognomonique. Ainsi, l'on
voit que l'un des meilleurs signes cliniques de la péricardite, le frottement, est d'une appréciation extrê-

mement délicate, lorsqu'il se rencontre chez un tuberculeux.

Or, ce que nous venons de dire du frottement, nous pourrions le répéter de tous les autres phénomènes observés habituellement dans la péricardite, douleur de côté, dyspnée, troubles circulatoires.

La douleur est rare, et attire d'autant moins l'attention, qu'elle est plus souvent provoquée par les points pleurétiques si fréquents chez les phthisiques.

La dyspnée ne présente rien de spécial; habituel aux tuberculeux, ce symptôme, si variable dans son intensité, n'est point de nature à mettre sur la voie du diagnostic.

, Enfin, les troubles circulatoires sont caractérisés par les palpitations, et par l'irrégularité du pouls, mais souvent ils passent inaperçus.

Nous disions que la péricardite était souvent latente; nous voyons maintenant que la réunion des symptômes ordinaires de cette affection laisse encore d'assez grandes chances d'erreur, d'où la nécessité d'un examen minutieux chez tous les phthisiques, lorsque l'attention sera appelée du côté de la région précordiale.

Forme humide. — Si le diagnostic de la péricardite sèche présente d'assez grandes difficultés, la péricardite avec épanchement ne lui cède en rien; elle passera au moins aussi souvent inaperçue, parce que, dans le plus grand nombre de cas, l'épanchement est peu considérable.

Nous pourrions rappeler les différents travaux

mentionnés dans le courant de notre étude ; les mémoires de Leudet (1) et de Terrillon (2) ont également montré que le plus souvent l'épanchement n'était reconnu qu'à l'autopsie.

Le cas présenté par M. Proust (3) fait exception : le péricarde contenait 1,500 ou 1,600 gr. de liquide. A ce fait, nous pourrions ajouter celui dont nous devons la relation à notre ami Dreyfous : le péricarde contenait 1 litre à 1 litre 1[2 de pus (voir obs. I), puis celui de M. Macquet (obs. III).

Les épanchements tant soit peu considérables sont facilement reconnus, par la voussure de la région précordiale, la matité, le trouble des contractions cardiaques ; mais il faut le redire encore, ces cas sont exceptionnels, la règle est de trouver seulement quelques cuillerées de liquide inflammatoire.

Dans tous les cas, quelle que soit la forme, on comprend que c'est là une lésion grave ajoutée à un état général très-fâcheux ; le pronostic est toujours très-grave.

Le médecin ne doit point rester inactif devant cette complication : il pourra avoir recours aux vésicatoires, et au besoin les remplacer par un exutoire plus énergique, comme un cautère ou moxa.

(1) Leudet. Loc. cit.
'2) Terrillon. Bull. de la Soc. anat., 1867.
'3) Proust. In Gaz. méd., 1865.

CHAPITRE V.

DES TUBERCULES DU CŒUR.

Les faits de tubercules du cœur sont si rares, qu'ils forment, à vrai dire, de véritables curiosités pathologiques.

Néanmoins nous avons voulu les mentionner, pour que le cadre de notre étude fût complet.

On peut rencontrer les tubercules soit dans l'épaisseur du myocarde, soit sur les valvules; ils peuvent alors s'y présenter sous deux formes :

1° Sous forme de granulations miliaires ;

2° Sous forme de masses caséeuses.

La première forme, la plus commune, se rencontrant chez des sujets atteints de phthisie aiguë, nous n'avons pas à nous en occuper.

La seconde forme, la forme caséeuse, s'observe plus rarement.

Laënnec (1) a rencontré trois ou quatre fois seulement des tubercules dans la substance musculaire du cœur, mais il ne donne malheureusement aucun détail sur les cas qu'il a eu l'occasion d'observer; Bonet (2), avant lui, avait cité un petit nombre de cas qui paraissent vraisemblablement se rapporter au tubercule.

Townsend (3) en a rapporté un exemple, mais peut-

(1) Laënnec. Loc. cit., t. III, p. 261.

(2) Bonet. Sepulchretum, lib. II, sec. VII, obs. 92 ; lib. II, sect. I obs. 2 ; lib. III, sect. XXI, obs. 33.

(3) Townsend. Arch. gén. de méd., 2ᵉ série, 1833, t. I, p. 112.

être a-t-il eu tort de ne point préciser les caractères anatomiques de la masse solide qu'il a rencontrée dans l'oreillette gauche ; M. le professeur Bouillaud (1), qui en fait l'observation, ajoute que « la ma nière dont l'observation a été recueillie n'est pas propre à nous convaincre. »

E. Wagner (2), Lüken (3), disent avoir quelquefois rencontré, dans le tissu du cœur des phthisiques, de grosses nodosités tuberculeuses et caséeuses.

Waldeyer (4), de son côté, en a signalé quelques faits. Aran, dans son mémoire inséré dans les *Archives de médecine*, s'il n'a point observé de tubercules dans l'épaisseur du cœur, en admet du moins l'existence.

Andral, dans son précis d'anatomie pathologique, en mentionnant les trois ou quatre cas de Laennec, ajoute que le cœur est un des organes où la matière tuberculeuse se développe le plus rarement.

Louis (5), Bouillaud (6) déclarent n'en avoir jamais rencontré ; plus heureux, M. le professeur Potain (7) a eu la bonne fortune d'en observer un cas.

(1) Bouillaud. Loc. cit., p. 441.

(2) E. Wagner. Tuberkel des Endocardium. Archiv. der Heilkaude. II, 1861, S. 574.

(3) Lüken. Die pathologischen Neubildungen des Myocardium, Ztschrft f. rations med., 23. Bd. 1865. S. 201.

(4) Waldeyer. Tuberkulose des Myocardium. Virch. Archiv., 35. Bd. 1866. S. 218.

(5) Louis. Loc. cit., p. 58.

(6) Bouillaud. Traité clinique des maladies du cœur, 1841, p. 441.

(7) Potain. Art. pathol. du cœur. Dict. encycl. des sc. médic., p. 676.

En 1859, un exemple de tubercules du cœur a été présenté à la Société anatomique, par Camille Gros (obs. III).

En 1871, M. Lancereaux (1) observa un cas d'endocardite tuberculeuse; cette observation fut par lui publiée dans son atlas d'anatomie pathologique; elle nous paraît des plus intéressantes, cela nous décide à la reproduire à la fin de notre étude (obs. II).

Enfin en 1872, M. Andral (2), interne des hôpitaux, présenta à la Société anatomique de petites tumeurs situées dans les parois du ventricule droit; elles avaient l'aspect et les caractères des tubercules.

Il est impossible, on le comprendra facilement, d'assigner une symptomatologie particulière aux tubercules du cœur. De petit volume, ou bien situés dans l'épaisseur du tissu cardiaque de façon à ne pas compromettre la circulation, ils ne peuvent donner lieu à aucun trouble appréciable. Cependant si les tubercules se trouvaient placés au bord des orifices cardiaques, sur les valvules ou les cordages tendineux, ils pourraient modifier le bruit cardiaque et déterminer un bruit de souffle.

En résumé, le tubercule du cœur ne peut se révéler par aucun caractère spécial, et le diagnostic en est impossible. Néanmoins, l'apparition d'un bruit de souffle, de palpitations, dans le cours de la phthisie pulmonaire, pourra éveiller les soupçons du praticien, alors surtout que dans les antécédents du malade on

(1) Lancereaux. Atlas d'anatomie pathologique. Obs. CXLII. p. 218.

(2) Andral. Bullet. de la Soc. anat., p. 118, 1872.

ne trouvera pas de raisons suffisantes pour expliquer la naissance de ce nouveau phénomène morbide.

Situés aux orifices du cœur, les tubercules pourront précipiter le terme fatal de la phthisie ; ailleurs, dans la substance musculaire, nous ne pensons pas qu'ils puissent modifier sensiblement la marche de l'affection.

OBSERVATIONS.

Obs. I (communiquée par notre ami ¡Ferd. Dreyfous, interne des hôpitaux). — Phthisie pulmonaire. — Adénopathie bronchique. — Péricardite purulente par suite d'ouverture d'une caverne ganglionnaire dans le péricarde.

Berthe Ballet, âgée de 4 ans, est entrée le 10 janvier 1878, à l'hôpital Sainte-Eugénie, service de M. le Dr Bergeron, salle Sainte-Mathilde, lit n° 14.

Cette malade a eu à l'âge de 2 ans, des attaques épileptiformes, puis il y a trois mois une bronchite, qui a duré une quinzaine de jours ; néanmoins, elle n'a pas cessé de tousser depuis cette époque. Enfin, depuis neuf jours, son état s'est aggravé ; elle a eu de la céphalalgie, une légère épistaxis, la perte de l'appétit, des vomissements et de la fièvre. La toux est quinteuse et grasse, et l'enfant se plaint de souffrir du côté droit et en avant de la poitrine.

Etat actuel. — Le 10 janvier, soir. Ce qui frappe tout d'abord, c'est l'aspect cachectique du sujet et la dyspnée.

L'enfant a l'habitus extérieur d'une maladie chronique : pâleur des téguments, bouffissure du visage, des mains et des pieds. La respiration est haute, à type expiratoire, les ailes du nez se dilatent à chaque inspiration.

La malade est rachitique ; elle présente, en effet, le chapelet

chondro-costal et une courbure très-marquée des membres inférieurs.

L'abdomen est très-météorisé ; les veines des parois thoraciques et abdominales sont dilatées des deux côtés, mais la dilatation est surtout remarquable aux veines jugulaires, et prin-
cipalement du côté gauche, ce qui s'explique en partie par la
présence à droite d'un abcès ganglionnaire cervical ulcéré.

Les battements du cœur s'entendent superficiellement et sans
bruit anormal. En avant, on trouve une matité absolue à la
région sternale, surtout au niveau du manubrium, et à droite
et à gauche, de ce dernier. Même matité à gauche du sternum à
la région chondro-costale.

On entend en ces différents points une respiration soufflante,
propagation probable du souffle trachéal et qui existe des deux
côtés. Quelques râles muqueux par la toux.

A droite et en bas matité et à l'auscultation souffle lampé,
surtout à la toux.

Dans l'aisselle gauche, la sonorité est normale, le murmure
vésiculaire s'y entend bien. Quelques râles dans l'aisselle
droite.

En arrière, il y a submatité dans toute la partie supérieure
aussi bien dans les espaces scapulo-rachidiens que dans les
fosses sus et sous-épineuses. Dans ces dernières régions, à droite
et à gauche, souffle expiratoire avec retentissement du cri, et
bulles humides éclatantes dans les efforts de la toux. De plus à
droite, au niveau du tiers moyen du poumon, souffle doux et
superficiel aux deux temps. Au tiers inférieur, la résonnance
et le murmure vésiculaire reparaissent.

T. 38°,6. P. 152. R. 60.

11 janvier, matin. Nuit agitée, lèvres sèches, langue pois-
seuse ; le ventre est douloureux, moins météorisé qu'hier soir ;
hier dans la journée, diarrhée.

Pas d'albumine dans les urines.

Prescription. — Décoction blanche de Sydenham.

Potion avec bismuth 4 grammes et sirop diacode 15 grammes.

12 et 13 janvier, même état, la dyspnée est considérable.

14 janvier, mort.

Autopsie. — Le 15 janvier.

Cavité thoracique. — En incisant les côtes pour enlever le
sternum, on ouvre à droite une cavité que, tout d'abord, nous
prenons pour la cavité pleurale, et d'où s'écoule une quantité
considérable de liquide séro-purulent. Le sternum une fois en-
levé, on s'aperçoit que ce flot de liquide sort du péricarde.

La cavité du péricarde est étalée et occupe toute la partie antérieure du thorax ; plus large à sa partie inférieure qu'à sa
partie supérieure, elle a bien une forme triangulaire à base inférieure, et dont le sommet est large de 5 à 6 centimètres. En
haut seulement sous la clavicule, surtout à gauche, le poumon
a gardé sa position normale ; une lame mince recouvre en
partie le péricarde à droite, à la partie moyenne, puis le poumon s'éloigne complètement à la partie inférieure ; à gauche, il
est refoulé dans l'aisselle et en arrière.

On peut évaluer à un litre ou un litre et demi, la quantité
de liquide qui sort du péricarde ; c'est un liquide purulent.

Les deux feuillets du péricarde sont recouverts de fausses
membranes formant une couche continue à sa surface. Elles
sont grisâtres, inégales, formant des mailles irrégulières et rap-
pelant l'aspect « langue de chat ».

Il n'y a pas de flocons dans le liquide.

Le cœur est couvert de fausses membranes et diminué de
volume.

Le feuillet externe du péricarde adhère intimement aux feuillets correspondants de la plèvre.

Enfin, à droite de l'aorte, dans la cavité péricardique, après
avoir fait sortir tout le liquide du péricarde, nous voyons en
déplaçant la pièce, perler une goutte de pus par l'orifice d'un
petit pertuis ; la pression fait sortir une quantité de pus phleg-

moneux, crémeux, équivalent à 6 ou 7 grammes. D'où venait-
il? La dissection montra les deux systèmes ganglionnaires
prétrachéo-bronchiques augmentés de volume. En même temps,
on constate la tuméfaction de tous les groupes prétrachéo-
bronchiques, sous ou inter-bronchiques, sus-bronchiques.

On peut même, pour ces derniers, vérifier la loi de similitude
des adénopathies avec la lésion pulmonaire (Hervouet (1)).
Nous indiquerons plus loin l'état des poumons.

En suivant le système prétrachéo-bronchique droit, nous trou-
vons un gros ganglion adhérent à l'aorte, au péricarde et à la
plèvre de la façon la plus intime. Il a le volume d'une noix et
il est excavé. Par le palper, il donne la sensation d'une cavité
remplie de liquide, et à paroi résistante. En pressant sur le ganglion, si en même temps on regarde la cavité du péricarde, on
voit, au niveau de l'angle formé par la rencontre de l'aorte et
du feuillet réfléchi du péricarde, une certaine quantité de pus
qui provient nettement de la caverne ganglionnaire. Un stylet
introduit dans l'orifice signalé plus haut au sillon de réflexion
du péricarde, arrive dans la caverne.

Poumons. — Le poumon droit est plus malade que le gauche.
Au sommet du poumon droit, on constate la présence d'un
noyau caséeux du volume d'une petite amande, autour quelques
tubercules disséminés. C'est à ces lésions pulmonaires que
répond le ganglion excavé. Dans le lobe moyen, on trouve un
noyau caséeux, gros comme une noisette, et auquel répond nettement un ganglion caséeux comme lui. Notons encore quelques
adhérences pleurales.

A gauche, quelques adhérences pleurales, quelques granulations tuberculeuses disséminées.

Cavité abdominale. — Pas de péritonite, la chaîne ganglionnaire mésentérique n'est pas augmentée de volume.

Le foie, la rate et les reins ne présentent rien d'anormal.

(1) Hervouet. Des adénopathies similaires chez l'enfant. Th.
Doct. Paris, 1877,

Réflexions. — En résumé, cette enfant qui avait toutes les apparences d'une maladie chronique, avait en effet une bronchite tuberculeuse: Puis, à une époque plus rapprochée des accidents nouveaux étaient apparus. La présence de la douleur accusée par la malade, celle de la matité précordiale auraient pu mettre sur la voie du diagnostic, si l'étendue même de la matité occupant presque toute la partie antérieure du thorax, et surtout la persistance des bruits du cœur à l'auscultation, et du choc cardiaque à la palpation, n'avaient éloigné de l'idée d'un épanchement péricardique et fait songer uniquement à l'existence d'une adénopathie bronchique tuberculeuse.

Quant à la déformation thoracique, le rachitisme l'expliquait suffisamment. C'est donc l'autopsie seule qui révéla la présence de l'épanchement péricardique. On peut dire que la quantité même de liquide était la cause principale de la difficulté du diagnostic. Les mêmes conditions se retrouvaient dans un cas présenté par M. Labric à la Société médicale des hôpitaux et où l'on crut avoir affaire à une pleurésie.

Nous insistons tout spécialement sur le point de départ de cette péricardite. L'ouverture d'une caverne ganglionnaire dans la cavité du péricarde n'a pas été signalée jusqu'à ce jour comme cause de péricardite purulente.

Dans les monographies sur l'adénopathie bronchique, on cite la possibilité de pneumo-thorax (Hayem), d'ouverture dans les bronches. Mais la perforation du péricarde n'est pas indiquée, et c'est à ce titre surtout que cette observation nous a paru intéressante.

Obs. II. — [Endocardite et péricardite tuberculeuses, orchite de même nature. (In Atlas d'anatomie pathologique, par Lancereaux.)

D... âgée de 55 ans, marchand des quatre-saisons, admis à l'Hôtel-Dieu, salle Saint-Agnès, n°7, le 3 avril 1866, est un homme épuisé.

Facies altéré, teint plombé, yeux excavés, regard fixe et morne, grande prostration, amaigrissement excessif, sans œdème, tels sont ses principaux traits extérieurs.

Ce malade faisait quelquefois des excès d'eau-de-vie, il ne paraît pas avoir d'antécédents tuberculeux dans sa famille, et il prétend tousser depuis trente ans, sans que pour cela, il n'ait jamais été obligé d'interrompre son travail. Il y a six semaines seulement qu'il a cessé de travailler, et depuis cette époque il a une diarrhée intense qui lui enlève toutes ses forces. Aujourd'hui cette diarrhée persiste, l'appétit est nul, la langue blanche. Le thorax est aplati et rétréci, matité et faiblesse de la respiration aux deux sommets ; expectoration peu abondante. Pouls petit, dépressible, irrégulier, léger souffle cardiaque. Intelligence saine, fonctions génitales depuis longtemps impossibles ; les testicules sont volumineux, indurés, et cette induration se continue tout le long des deux cordons jusqu'à la prostate qui est elle-même affectée. Le 8 août le malade est frappé par l'épidémie cholérique qui régnait dans les salles, il meurt le lendemain.

Autopsie. — Adhérences anciennes et générales des deux poumons au thorax, absence d'épanchement. Infiltration tuberculeuse aux deux sommets et quelques petits excavations à droite; un grand nombre de tubercules sont noirs, arrêtés dans leur évolution. Des granulations tuberculeuses, pour la plupart pigmentées, se trouvent disséminées dans les lobes inférieurs.

Adhérence intime du péricarde au cœur par des fausses membranes persistantes et vasculaires semées de quelques points ecchymotiques et de masses jaunes tuberculeuses. Sous les fausses membranes une couche graisseuse épaisse recouvre le tissu musculaire cardiaque qui est jaune, facile à déchirer (dégénérescence graisseuse). Le cœur offre un volume normal, ses parois ne sont pas hypertrophiées et ses cavités ne paraissent pas dilatées. Ses orifices ont conservé leurs dimensions normales; l'orifice aortique seul est un peu insuffisant. Les valvules en sont légèrement rétractées et opalines. Le tubercule d'Aranzi est épais ; une sorte de collerette jaunâtre occupe les orifices des artères coronaires qu'elle rétrécit.

La valvule tricuspide présente des dépôts jaunâtres dont le volume varie depuis celui d'un grain de millet jusqu'à celui d'une lentille. Ces dépôts sont agglomérés au nombre de quatre à six sur chacun des prolongements de cette valvule dont ils occupent la face auriculaire. Les plus saillants ont une certaine analogie avec des végétations fibrineuses ; mais il est facile de s'assurer par une coupe perpendiculaire, qu'ils ont leur point de départ sous la séreuse valvulaire. Ces dépôts incisés présentent à leur centre un petit foyer formé par une substance liquide, blanchâtre, et composé de nombreuses granulations moléculaires et graisseuses, de cellules et de noyaux arrondis, et granuleux. Sur un des points de la même valvule existent des dépôts moins volumineux avec injection manifeste à leur pourtour; ils sont constitués par de petites cellules arrondies analogues aux éléments des granulations tuberculeuses.

La valvule mitrale, injectée, présente quelques granulations blanchâtres miliaires groupées au niveau de l'un des prolongements de sa face auriculaire. Plus loin se rencontre une masse arrondie du volume d'un noyau de cerise, constituée per une substance centrale, caséeuse recouverte de couches concentriques de fibrine.

Le foie adhère au diaphragme, il est gras et un peu hyperémié.

La rate est normale.

Les reins petits et pâles sont le siége de quelques kystes super·
ficiellement situés.

A la partie inférieure du rein droit se rencontre un infarctus
avec oblitération de l'artère correspondante. Les bassinets, deux
calices et les sommets des pyramides qui y déversent leur contenu sont envahis par des tubercules.

Le rein gauche est peu lésé.

Dans la cavité du péritoine, il existe de nombreuses taches
noires disséminées avec granulation tuberculeuse centrale pour
un certain nombre d'entre elles, et quelques fausses membranes
faisant adhérer les anses intestinales. Dans le cæcum, ulcéra-
tions tuberculeuses noirâtres et peu nombreuses.

Tubercules miliaires disséminés et pigmentation dans la dernière portion de l'intestin grêle; glandes mésentériques volu-
mineuses et pigmentées.

Les deux épididymes sont volumineux et constitués par une
masse blanchâtre analogue à du mastic. Des granulations miliaires sont disséminées dans le corps des deux testicules qui
sont de petit volume; les canaux spermatiques sont en voie
d'altération graisseuse. Les cordons sont durs et obstrués par une
masse caséeuse qui a son point de départ dans l'altération
tuberculeuse de la muqueuse.

Les vésicules séminales sont également altérées et dans la
prostate se rencontrent plusieurs dépôts tuberculeux.

Obs. III. — (In Bulletin de la Société anatomique, 1859.)
Symphyse cardiaque. — Tubercules du cœur.

M. Camille Gros, montre un cœur avec adhérence complète du
péricarde et des granulations tuberculeuses qui paraissent déve-
loppées dans le tis u cardiaque.

La pièce a été recueillie sur un phthisique mort dans le dernier degré du marasme. Le péricarde a doublé d'épaisseur. Il
adhère presque partout et si fortement au cœur, qu'il ne peut en

être séparé sans déchirure ; il est en outre semé d'une foule de granulations jaunâtres, du volume d'unee tête d'épingle, exactement semblables par l'aspect, à celles que renfermaient les poumons et qui semblent avoir pris naissance sous la séreuse viscérale dans le tissu musculaire du cœur.

La pièce a été plongée dans un liquide conservateur, et n'a pu être soumise à l'examen du microscope.

Obs IV. — (In Bulletin de la Société anatomique, 1849). Péricardite avec épanchement et fausses membranes chez un tuberculeux.

M. Macquet présente une péricardite avec épanchement et fausses membranes provenant d'un jeune homme, âgé de 21 ans, qui était couché au n° 28 de la salle Saint-Jean de Dieu, à la Charité.

Ce malade était venu se faire traiter dix mois auparavant pour une pleurésie du sommet du poumon gauche ; il y avait alors un bruit net et distinct de frottement pleurétique. La voix était rètentissante, l'expiration un peu prolongée, un peu soufflée. On attache moins d'importance qu'on ne le fait de coutume aux caractères de la voix et de la respiration qui viennent d'être signalés, à cause de la présence du bruit de fausses membranes. On ne trouve rien d'anormal du côté du cœur. Un vésicatoire fut appliqué Le frottement se fit avec moins de bruit. Mais bientôt survinrent des craquements secs et d'autres signes non douteux de la tuberculisation pulmonaire. Un peu plus tard cette maladie envahit le poumon droit.

Il y avait un mois que le malade était à l'hôpital, lorsque des palpitations et un sentiment d'oppression plus marquée que d'habitude se déclarèrent. On saisit alors un bruit superficiel bien caractérisé de frôlement péricardique. Le bruit pleurétique était devenu plus sec. Ces symptômes et ces signes physiques étaient accompagnées d'un état fébrile. Vésicatoire volant sur la région précordiale. Le frottement du péricarde fut toujours entendu, mais il se fit avec moins de bruit. On remarqua une voussure de la paroi gauche du thorax. La percussion pratiquée dans ces circonstances fait trouver une matité non interrompue depuis la clavicule jusqu'à la base de la poitrine. Cette matité s'étendait même jusqu'à la rate, qu'on ne pouvait séparer du poumon, ni du cœur. Le malade mourut.

Autopsie.— On trouva des tubercules dans les deux poumons. Il existait des deux côtés des fausses membranes excessivement épaisses ; elles étaient, à droite, peu adhérentes entre elles. De petits grains tuberculeux se voyaient dans le tissu cellulaire sous-pleural. La lame du poumon qui recouvrait le péricarde renfermait aussi des petits grains bien marqués de matière tuberculeuse.

Le péricarde adhérent avec cette lame du poumon renfermait un litre environ de de sérosité verdâtre mêlée à des flocons albumineux. Il y avait des fausses membranes à la partie supérieure du cœur. Sur le bord droit de cet organe, on remarquait une place rougeâtre. On trouvait une coloration semblable à la surface interne du péricarde, mais on n'y distinguait pas des vaisseaux parfaitement formés. Des fausses membranes recouvraient également l'oreillette droite. Les valvules ne présentaient aucune altération.

Obs. V. — (Observation due à l'obligeance de notre ami le Dr Chenet, ancien interne des hôpitaux.)— Phthisie pulmonaire. — Dilatation du cœur droit, dégénérescence graisseuse. — Mort en asystolie.

Lecomte Marie, âgée de 44 ans, entre à l'hôpital St-Antoine, salle Ste-Jeanne, n° 23, le 28 février 1875.

Nous nous contenterons de relater seulement l'autopsie.

Autopsie. — On trouve d'abord un œdème assez considérable des membres inférieurs et des parois thoraciques ; dans la cavité abdominale, liquide ascitique en petite quantité.

Barrabé.   4

Le poumon droit est très-adhérent dans toute son étendue et surtout au sommet ; il est complètement farci de tubercules, sauf à la base où il reste une hauteur de trois centimètres environ non occupée par les tubercules. Au sommet vaste caverne du volume d'une mandarine.

Le lobe supérieur du poumon gauche est presque entièrement tuberculeux, sauf le bord postérieur.

L'angle postérieur du lobe inférieur est également tuberculeux ; amas de tubercules disséminés dans le reste du poumon.

Liquide dans la plèvre à gauche.

Les reins sont congestionnés et ont subi la dégénérescence graisseuse.

Foie muscade. Rate petite.

Le cœur paraît un peu hypertrophié ; dégénérescence graisseuse assez avancée, aspect feuille morte. Les cavités renferment des caillots noirâtres.

Les valvules sont sensiblement saines ; cependant la valvule mitrale est un peu ratatinée, et on trouve des nodosités dans son épaisseur. Aorte légèrement athéromateuse.

Dilatation considérable du ventricule droit et amincissement de ses parois qui ont à peine deux millimètres d'épaisseur.

Oss. VI (personnelle). — Phthisie pulmonaire. — Péricardite. — Symphyse cardiaque. — Dégénérescence graisseuse.

Bordier François, cordonnier, âgé de 33 ans, est entré à l'hôpital Lariboisière le 9 mars 1878, dans le service de M. Ollivier, salle St-Henri, n° 15.

Pas d'antécédents tuberculeux dans sa famille : ses grands parents sont morts à 80 ans ; sa mère est morte à la suite d'une maladie de foie qu'il ne peut préciser, son père a été frappé d'apoplexie.

Il habite Paris depuis onze ans ; son logement est étroit, mal aéré ; excès de travail et nombreuses privations.

Pas d'excès alcooliques. Nie tout antécédent spécifique, l'examen d'ailleurs ne permet d'en saisir aucune trace.

Pas de gourmes dans l'enfance; bonne santé jusqu'en 1870. A partir de cette époque, il commença à maigrir et à perdre ses forces.

Il y a deux ans et demi, à la suite d'une quinte de toux, il eut une hémotypie assez abondante et fut obligé de s'aliter. La toux persista, il eut de la fièvre le soir, des sueurs nocturnes et se soigna chez lui pendant huit mois. Alors à bout de ressources, il se fit admettre à l'hôpital de la Pitié, dans le service de M. le Dr Gombaud, où il fit un séjour de dix mois. Pendant ce séjour à la Pitié, une tumeur de la grosseur d'une mandarine était apparue, à l'union du cinquième cartilage costal droit avec le sternum ; une incision fut faite avec le bistouri et donna issue à une quantité énorme de pus ; depuis lors il n'y a jamais eu cicatrisation.

Il y a trois semaines, le malade dit avoir eu de l'œdème des membres inférieurs; enfin son état s'aggravant, il se décide de nouveau à entrer à l'hôpital.

Etat actuel (10 mars). — Le malade est pâle et considérablement amaigri, pas d'œdème des membres inférieurs.

Thorax. — Percussion: matité dans le quart supérieur du poumon droit, au niveau des régions sus et sous-épineuses, sus et sous-claviculaires. Matité dans presque toute la hauteur du poumon gauche.

Auscultation. — Respiration soufflante et craquements, au sommet du poumon gauche; quelques frottements à sa base.Au sommet du poumon droit souffle lacunaire, craquements pectoriloquie.

Cœur. — Matité cardiaque non limitable, point de soulèvement d'un espace intercostal dû au choc de la pointe, c'est à peine si on la sent dans le cinquième espace. Les bruits du cœur sont faibles, sourds, quelques irrégularités, mais pas de bruits anormaux.

Le pouls est petit, dépressible, irrégulier.

Appareil digestif. — Appétit perdu, pas de vomissements, ni de diarrhée. Le foie et la rate ne présentent rien d'anormal.

Dans les urines on ne trouve ni sucre, ni albumine.

Prescription. — Tisane pectoral. Granules de Dioscoride. Julep morphiné.

15 mars. Depuis hier le malade a de la diarrhée; il accuse en même temps une grande gêne dans la respiration.

Prescription. Diascordium et bismuth. 30 ventouses sèches.

Le 18. Plus de diarrhée. Le malade est tellement amaigri qu'on n'a pu lui appliquer les ventouses.

Le 20. Accès de suffocation ce matin (sinapisme Rigollot).

Le 22. Le malade est constamment assis dans son lit, et nous dit avoir des battements de cœur. L'examen de la région précordiale ne nous fournit rien d'appréciable ; cependant à l'auscultation c'est à peine si l'on entend les battements du cœur.

Le 25. La diarrhée est reparue. La toux est très-fréquente. Crachats nummulaires et très-abondants.

Prescription. Lavements au nitrate d'argent.

Le 30. Continuation de la diarrhée ; l'état du malade s'aggrave de plus en plus.

3 avril. Les lèvres et les ongles sont légèrement cyanosés. Le malade va à la garde-robe 8 et 10 fois par jour. Le pouls est si petit qu'on peut difficilement le compter.

Le 7. Le malade meurt dans la soirée.

Autopsie. — Faite le 9 avril à huit heures du matin.

A l'ouverture du thorax, on constate la présence d'adhérences solides avec la face postérieure des 4°, 5° et 6° côtes droites. Pas de liquide dans les plèvres.

Poumon droit. — P. 900 gr. Adhérences très-fortes au sommet et dans toute l'étendue de la face postérieure. Au sommet, on constate l'existence d'une caverne pouvant contenir un œuf de pigeon, puis à environ 3 centimètres au-dessous et près du bord postérieur une autre petite caverne du volume d'une cerise. La moitié supérieure du poumon est farcie de tubercules.

Poumon gauche. — P. 420 gr. Sommet adhérent. Adhérences très-fortes en arrière, latéralement et en bas avec le diaphragme. La plèvre très-épaissie ne peut être séparée du tissu pulmonaire, sans déchirer ce dernier. Au sommet du poumon, pneumonie scléreuse ; deux cavernules et une caverne du volume d'une noix occupent le quart supérieur. Infiltration tuberculeuse du reste du poumon. A la coupe on rencontre quelques tubercules crétacés.

Ganglions bronchiques hypertrophiés et contenant des tubercules.

Cœur. — La plèvre et le péricarde sont unis par des adhérences tellement intimes au niveau du bord gauche du cœur qu'il est difficile de les séparer.

Les deux feuillets du péricarde sont adhérents ; il n'y a plus de cavité péricardique. Les adhérences se détachent facilement en certains points, dans d'autres on est obligé de les disséquer.

Sur la face antérieure du cœur, au niveau du ventricule droit, on constate la présence de quatre plaques blanchâtres assez dures, se détachant difficilement et présentant de un demi à un centimètre de longueur dans leur plus grand diamètre ; elles correspondent à des plaques semblables fixées sur le péricarde, et c'est seulement par la dissection qu'elles ont été séparées. Sur le ventricule gauche et à un centimètre du sillon interventriculaire se voit une autre fausse membrane, mais très-petite. A la face postérieure, au niveau de la partie moyenne du bord gauche, il existe également une plaque présentant un centimètre et demi dans son plus grand diamètre, puis deux autres petites plaques à la base du ventricule droit. La face antérieure du cœur est recouverte d'une légère couche de graisse.

De l'examen de M. Chambard au collége de France, il résulte que ces plaques sont des plaques formées de tissu fibreux elles ne contiennent point de granulations tuberculeuses ; de plus la fibre cardiaque a subi la dégénérescence graisseuse.

MESURES DU CŒUR.

Poids 230 *grammes.*

Hauteur (base de l'aorte à la pointe)........	99 m. m.
Largeur (à la base, du bord droit au bord gauche).	109
Epaisseur (à la base)................	36

Cœur droit.

Oreillette (épaisseur à la partie moyenne)....	1
Ventricule (épaisseur à la partie moyenne)....	5

Cœur gauche.

Oreillette (épaisseur à la partie moyenne)....	2
Ventricule (épaisseur à la partie moyenne)...	10

Orifices cardiaques.

Orifice aortique............................	65
— pulmonaire...........................	75
— mitral..............................	95
— tricuspide...........................	110

Foie. P. 1480 gr. Dégénérescence graisseuse.

Rate. P. 210 gr. normale.

Rein droit. P. 170 gr. normal.

Rein gauche. P. 195 gr. La capsule se détache difficilement. Léger épaississement de la substance corticale.

OBS. VII (personnelle). — Phthisie pulmonaire. — Insuffisance des valvules tricuspide et pulmonaire.

Le nommé Vandernoth (Jean), 28 ans, journalier, entra à

l'hôpital Lariboisière le 30 mars 1878, salle Saint-Henri, n° 26 (Service de M. Ollivier).

Pas de traces de phthisie pulmonaire dans sa famille. Il habite Paris depuis trois ans seulement; son logement est humide, mal aéré, pas de privations.

A fait quelques excès de boissons, mais ne présente point les signes de l'alcoolisme.

Absence d'antécédents syphilitiques.

Rougeole à l'âge de huit ans ; depuis bonne santé, non sujet au rhume.

C'est il y a deux ans, sans cause appréciable, qu'il a commencé à tousser et à maigrir; peu à peu son état s'est aggravé, et il a été obligé de cesser tout travail depuis cinq mois. Pas d'hémoptysies. Perte de l'appétit depuis deux mois, vomissements fréquents, pas de diarrhée ; enfin depuis un mois fièvre le soir et sueurs nocturnes.

État actuel. — Amaigrissement considérable, face pâle, dyspnée très-intense ; toux fréquente, quinteuse, crachats abondants, nummulaires ; pas d'œdème des membres inférieurs.

Thorax ; poumons. — A la percussion ; matité aux deux sommets, plus marquée cependant à gauche qu'à droite.

A l'auscultation : signes cavitaires au sommet gauche; au sommet droit respiration soufflante et craquements.

Cœur. — A l'inspection : pas de soulèvement intercostal dans la région précordiale ; la palpation n'est pas douloureuse et permet de sentir, très-faiblement il est vrai, la pointe du cœur dans le cinquième espace intercostal, à un centimètre en dedans du mamelon. L'étendue des lésions pulmonaires en avant rend à peu près impossible la délimitation de la matité cardiaque.

A l'auscultation, les bruits du cœur sont faibles, un peu sourds, mais pas de bruits anormaux.

Le pouls est petit, régulier.

Le foie et la rate ne présentent rien de particulier.

Ni sucre, ni albumine dans les urines.

Prescription. — Tisane pectorale; granules de Dioscoride ; julep morphiné.

3 avril. Mort à 5 heures du soir.

Autopsie. — Autopsie faite trente-six heures après la mort.

A l'ouverture du thorax, on constate que les deux poumons sont adhérents en avant, dans une grande partie de leur étendue, à la face postérieure des côtes. Pas de liquide dans les plèvres.

Poumon gauche. P. 950 gr. — Adhérent par son sommet et sa face postérieure à la paroi thoracique. Son sommet est occupé par une immense caverne traversée par des brides de tissu pulmonaire sclérosé; à un centimètre au-dessous, autre caverne du volume d'une noisette. Dans les trois quarts du poumon, tubercules en voie de ramollissement, disposés par îlots présentant dans leur intervalle du tissu pulmonaire congestionné, quelques tubercules crétacés.

Poumon droit. P. 1250 gr. Sommet adhérent et présentant de la pneumonie scléreuse dans une épaisseur de deux centimètres; au-dessous, caverne du volume d'une grosse noix, et tubercules dans le reste du lobe supérieur. Quelques granulations tuberculeuses dans les lobes moyen et inférieur.

Péricarde. — Pas de liquide ; son feuillet pariétal adhère avec la partie correspondante du poumon gauche.

Cœur. — Les cavités sont remplies de caillots noirâtres ; son tissu est pâle, un peu ramolli. Pas de lésions valvulaires. Insuffisance de la tricuspide.

MESURES DU CŒUR.

Poids 240 *gr.*

Hauteur (base de l'aorte à la pointe).............. 110 mm.
Largeur (à la base, du bord droit au bord gauche). 140
Epaisseur (à la base)............................ 37

Cœur droit.

Oreillette (épaisseur à la partie moyenne)........   1   mm.
Ventricule   —   —   —   3

Cœur gauche.

Oreillette (épaisseur à la partie moyenne).......   1 m. 1/2
Ventricule   —   —   —.   11

Orifices cardiaques.

Orifice tricuspide............................   130   mm.
    —   mitral............................   100
    —   aortique...........................   72
    —   pulmonaire.........................   95

Foie. P. 1500 gr. Son aspect est jaunâtre, et, à la coupe, il présente le type du foie gras.

Rate. P. 180 gr. Normale.

Rein droit. P. 125 gr. La capsule s'enlève facilement, et l'organe est un peu pâle.

Rein gauche. P. 130 gr. Coloration blanchâtre.

Cerveau. Rien de particulier.

Obs. VIII (personnelle). — Phthisie pulmonaire. — Insuffisance des valvules tricuspide et pulmonaire.

Latour (Pierre), opticien, 30 ans, entre à Lariboisière le 23 mars 1878, et occupe le lit 27 de la salle Saint-Henri (Service du Dr Ollivier).

Son père et sa mère sont morts dans un âge avancé; une de ses sœurs tousse depuis longtemps.

Il habite Paris depuis 1874. Logement sain, bien aéré. Privations l'hiver dernier.

Fréquents excès alcooliques. Pituites.

Bonne santé dans son enfance ; n'était point sujet au rhume.

Fièvre intermittente en 1869. Deux chancres mous en 1872 ; ils ont été suivis d'un bubon suppuré. Pas de traces de syphilis.

Ce malade tousse depuis huit mois, et a commencé à maigrir à peu près à la même époque. Une hémoptysie assez abondante il y a quatre mois. A cessé tout travail depuis trois semaines seulement.

Alternatives de constipation et de diarrhée.

Etat actuel. — La face est amaigrie, exprime l'abattement. Toux très-fréquente. Expectoration muco-purulente.

Thorax. — Amaigrissement considérable, les côtes se comptent avec autant de facilité que sur le squelette.

Poumons. — Percussion : matité aux deux sommets dans le tiers supérieur. Bruit de pot fêlé sous la clavicule droite.

Auscultation : souffle lacunaire aux deux sommets. A droite et en avant, gargouillement ; à gauche et en arrière, craquements humides.

Cœur. — La pointe du cœur bat dans le cinquième espace intercostal et en dedans du mamelon. Léger soulèvement de l'espace intercostal.

A l'auscultation : les bruits du cœur sont faibles, mais réguliers : pas de bruits anormaux.

Pouls petit, régulier, dépressible. 110 p.

Appareil digestif. Inappétence, soif vive ; ni vomissements, ni diarrhée.

Le foie ne présente rien de particulier ;

La rate paraît un peu grosse.

Urines : ni albumine, ni sucre.

Traitement : Tisane pectorale et sirop de tolu. Vin de quinquina. Julep diacode. Badigeonnages avec teinture d'iode.

25 mars. Oppression considérable. Grandes difficultés pour expulser les crachats. Depuis hier, diarrhée très-abondante.

Prescription : Diascordium et Bismuth.

26 mars. Léger muguet sur la muqueuse buccale.

Prescription : Eau de Vichy.

27 mars. Mort à cinq heures du soir.

Autopsie. — Autopsie faite trente-six heures après la mort.

A l'ouverture du thorax : Adhérences celluleuses du poumon droit avec la face postérieure des troisième et quatrième côtes ; adhérence du poumon gauche avec la face postérieure des cinq premières côtes. Pas de liquide dans les plèvres.

Poumon droit. P. 1210 gr. — Adhérent par son sommet et sa face posterieure ; la plèvre est épaissie ; et en certains points il est impossible de la détacher de la substance pulmonaire. Le lobe supérieur présente trois cavernes dont le volume varie depuis celui d'une grosse noix à une cerise ; tout autour de ces cavités, noyaux tuberculeux. Le lobe moyen est aussi rempli de tubercules ; le lobe inférieur crépite et paraît sain.

Poumon gauche. P. 1020. — Adhérent par son sommet qui présente une caverne du volume d'un œuf de poule. Cette lacune contient un pus crémeux et verdâtre, et le tissu qui l'entoure est sclérosé. Quelques granulations tuberculeuses sont disséminées dans le reste du tissu pulmonaire.

Les ganglions bronchiques sont augmentés de volume et contiennent de la matière caséeuse dans leur intérieur.

Péricarde. — Il contient 120 gr. environ de liquide séreux ; pas de traces d'inflammation, pas de fausses membranes.

Cœur. — Rempli de caillots noirâtres ; tissu mou, se laissant facilement déchirer. Pas de lésions valvulaires ; insuffisance légère des orifices pulmonaire et tricuspide.

MESURES DU CŒUR.

Poids 200 *gr.*

Hauteur (De la base de l'aorte à la pointe)........ 100 mm.
Largeur (A la base, du bord droit au bord gauche). 130
Épaisseur (à la base)............................   36

Cœur gauche.

Oreillette (Épaisseur à la partie moyenne)........   1
Ventricule (*id.*)...............................   9

Cœur droit.

Oreillette (Épaisseur à la partie moyenne)........   1
Ventricule (*id.*).............................   4

Orifices.

Orifice mitral............................... 101
—   tricuspide.......................... 125
—   aortique.............................   66
—   pulmonaire...........................   80

Foie. — 1400 gr. Volume à peu près normal; il a subi la dégénérescence graisseuse.

Rate. — 190 gr. Normale.

Rein gauche. — 110 gr. Son tissu est pâle et la capsule s'enlève facilement.

Rein droit. — 125 gr. Normale.

Crâne. — N'a pas été ouvert.

OBS. IX (personnelle). — Phthisie pulmonaire. — Dilatation du cœur droit. — Surcharge graisseuse.

Garrigoux (Françoise), âgée de 25 ans, couturière, entra à l'hôpital Lariboisière, salle Sainte-Élisabeth n° 19 *bis*, le 1ᵉʳ septembre 1877 (Service de M. Olivier).

Pas d'antécédents héréditaires connus. La malade habite Paris depuis un mois seulement et exerce la profession de femme de chambre; bien logée, bien nourrie, elle dit n'avoir jamais eu de privations.

Réglée à l'âge de 16 ans, elle a toujours vu régulièrement ses époques depuis cet âge. N'a pas eu d'enfant, n'a pas fait de fausse couche.

Très nerveuse, elle dit avoir de temps en temps la sensation d'une boule qui l'étouffe.

Pas d'antécédents spécifiques; pas d'excès d'aucune espèce.

Dans son enfance, elle a eu mal aux yeux, pas de gourmes, ni d'écoulement par les oreilles.

Bonne santé jusqu'en 1872; elle dit avoir contracté à cette époque une fièvre dans le cours de laquelle elle perdit l'usage de la parole et de l'ouïe, mais tout cela ne dura que quatre ou cinq jours.

C'est en 1874 que remonte le début de la toux, mais elle n'y prit point garde à cette époque.

En 1875 la toux devint plus fréquente, une légère oppression survint, et la malade perdit l'appétit et les forces.

En septembre 1876, c'est-à-dire un mois après la mort de sa maîtresse qui avait succombé à la phthisie pulmonaire, et à laquelle elle avait prodigué ses soins pendant toute la durée de la maladie, les différents symptômes qu'elle éprouvait augmentèrent d'intensité; c'est alors qu'elle se décida à retourner au pays natal où elle resta huit mois. Son état s'étant un peu amélioré, elle revint chez son ancien maître; on lui fit suivre un traitement consistant en huile de foie de morue et granules d'arsenic.

Enfin dans la dernière quinzaine d'août 1877, travaillant dans un appartement où elle était constamment exposée aux courants d'air, elle fut prise de douleurs vives dans les côtés et dans le dos, la toux devint de plus en plus fréquente, l'oppression plus considérable; c'est alors qu'elle se décida à entrer à Lariboisière.

Etat actuel (6 octobre). La malade est amaigrie; par d'œdème des membres inférieurs.

Thorax; poumons. — A la percussion : matité dans toute l'étendue du poumon gauche en arrière et au sommet du poumon droit.

A l'auscultation : à la base du poumon gauche, on perçoit

un souffle tubaire, et, au sommet de l'expiration prolongée, soufflante et des craquements. Au sommet du poumon droit, respiration soufflante et craquements; dans le reste du poumon, respiration rude.

Cœur. — A l'inspection de la région précordiale, on constate au niveau des deuxième et troisième espaces intercostaux des mouvements vermiculaires de la paroi thoracique correspondant à la systole ventriculaire. Les bruits du cœur n'offrent rien de particulier; cependant, au niveau de la base, le premier temps n'est pas nettement frappé.

Appareil digestif. — Perte de l'appétit; pas de diarrhée, ni de constipation. Le foie et la rate ne présentent rien de particulier.

Urines. — Ni albumine, ni sucre.

Prescription. — Granules de Dioscoride; Julep diacode; tisane pectorale.

7 octobre. La malade n'a pas dormi cette nuit ; elle se plaint de douleurs vives dans les côtés et le dos ; oppression.

Le nez, les joues et les ongles sont cyanosés.

A la base du poumon gauche, on entend avec le souffle de gros râles ressemblant à des frottements.

Depuis deux ou trois jours, quelques filets de sang dans les crachats. Ce matin, un vomissement renfermant des aliments.

Prescription. — Potion cordiale ; ventouses sèches.

Morte ce soir à neuf heures.

Autopsie (9 octobre) faite 36 heures après la mort.

Thorax; poumon gauche : P. 200 gr. Est extrêmement petit et présente des adhérences intimes avec le péricarde et avec la paroi thoracique; adhérences à sa base avec le diaphragme.

Son bord antérieur recouvre et correspond à l'oreillette gauche, à l'aorte et à la moitié supérieure du bord gauche du cœur.

A l'aspect de ce poumon, on constate : 1° que le tissu pulmonaire est très-induré ; 2° que les bronches sont dilatées.

Il existe dans ce tissu induré du poumon des plaques noirâtres, au centre desquelles se trouvent des noyaux crétacés, grisâtres.

Poumon droit : P. 710 gr. Il est parsemé, comme le poumon gauche, de plaques indurées au centre desquelles se trouvent aussi des noyaux de matière crétacée. Le quart inférieur paraît normal, et il existe des limites bien tranchées entre le reste du poumon et ces noyaux d'induration.

Les ganglions bronchiques sont tuméfiés, quelques-uns noirâtres et crétacés.

Péricarde. Adhérences intimes avec le poumon gauche; pas de péricardite, pas d'adhérences avec le cœur, pas de liquide dans le péricarde.

Cœur : P. 225 gr. La face antérieure est recouverte par une légère couche de graisse. Dilatation du cœur droit; trois doigts passent facilement dans l'orifice tricuspide. Les autres orifices ne présentent rien d'anormal.

Foie. Gras, congestionné en certains points.

Rate. Normale.

Reins. Rien de particulier.

Crâne. N'a pas été ouvert.

Obs X (personnelle). — Phthisie pulmonaire.
— Surcharge graisseuse. — Insuffisance valvulaire.

Nicolas Gustave, âgé de 39 ans, employé, entre à l'hôpital Lariboisière, salle Saint-Henri, n° 14, le 18 mai 1878 (service de M. le Dr Aug. Ollivier).

Son père et sa mère sont vivants et bien portants; deux de ses frères sont morts, l'un de la rupture d'un anévrysme, l'autre de la phthisie pulmonaire; enfin l'année dernière sa femme a succombé également à la phthisie.

Il habite un logement sain, bien aéré; mais il a subi fréquemment des privations.

Il nie les excès de boisson; d'ailleurs il ne présente aucun des symptômes de l'alcoolisme.

Pas d'antécédents scrofuleux, ni syphilitiques. Variole à l'âge de 15 ans.

Depuis trois ou quatre ans, il s'enrhume très-facilement, et, chaque fois, il en a pour dix et quinze jours.

Au mois de novembre dernier, à la suite d'un refroidissement, un nouveau rhume est apparu, et, dès les premiers jours de décembre, le malade a été pris de fièvre le soir, de sueurs abondantes la nuit; c'est alors qu'il a senti ses forces l'abandonner, et qu'il a commencé à maigrir.

Enfin depuis un mois, la toux est devenue plus fréquente, la gêne de la respiration très-grande.

Etat actuel (19 mai). — Amaigrissement considérable; la face est pâle, les lèvres cyanosées; pas d'œdème, ni de taches sur le corps.

La dyspnée est très-intense; le malade assis dans son lit, appuyé sur les coudes fait de vains efforts pour respirer.

Thorax. Poumons. — A la percussion : submatité dans le tiers supérieur du poumon droit, matité absolue dans les deux tiers inférieurs et en arrière, matité dans la moitié supérieure du poumon gauche.

A la palpation, on constate l'absence de vibrations thoraciques à droite et en arrière, à peu près dans toute la hauteur du poumon.

A l'auscultation, on constate au sommet du poumon droit de l'expiration prolongée et soufflante, des craquements, puis à la base, l'absence du murmure vésiculaire. Au sommet du poumon gauche, on perçoit un souffle lacunaire et du gargouillement.

Cœur.— A l'inspection de la région précordiale, on voit un léger soulèvement du cinquième espace intercostal produit par le pointe du cœur ; celle-ci bat à deux centimètres environ en dedans du mamelon.

A la percussion, la matité cardiaque ne nous paraît pas augmentée, mais il est difficile de la limiter exactement. A l'auscultation, les bruits du cœur sont faibles, mais pas de bruits anormaux.

Appareil digestif. — Perte absolue de l'appétit, pas de vomissements, diarrhée. Le foie et la rate ne présentent rien de particulier.

Dans les urines, ni albumine, ni sucre.

Prescription. — Tisane pectorale et sirop de Tolu. Granules de Dioscoride. Julep diacode. Vingt ventouses sèches.

21 mai. Mort à 9 h. du soir.

Autopsie. — Autopsie faite trente-six heures après la mort.

A l'ouverture du thorax, on trouve cinq cents grammes environ de liquide séreux dans la plèvre du côté droit.

Poumon droit. — P. 1450 gr. Adhérences celluleuses au sommet et en avant dans le tiers supérieur, tubercules en voie de ramollissement dans la même étendue. Pas de cavernes. Le lobe inférieur est congestionné.

Poumon gauche. — P. 1320 gr. Adhérences très-solides de tout le lobe supérieur aux parois thoraciques. Au sommet du poumon, caverne volumineuse et autour de celle-ci trois cavernules. Le tissu pulmonaire qui environne ces cavernes est rempli de tubercules. Dans le lobe inférieur çà et là quelques granulations tuberculeuses.

Péricarde. — 60 gr. environ de liquide séreux. Pas de péricardite.

Cœur.

Poids 200 grammes.

Surcharge graisseuse sur ses deux faces. Pas de dégénérescence graisseuse.

Dimensions du cœur.

Hauteur (base de l'aorte à la pointe)...... 120 mm.

Barrabé.   5

Largeur (A la base, du bord droit un bord
gauche........................... 130
Epaisseur (à la base)................. 48

Orifices du cœur.

Orifice aortique..................... 80
    pulmonaire.................... 90
    mitral...................... 92
    tricuspide................... 125

Epaisseur des ventricules.

Ventricule gauche (à la partie moyenne).. 8
—   droit   (id)........... 2 mm. 1|2.

Epaisseur des oreillettes.

Oreillette gauche (à la partie moyenne)... 2
—   droite   (id)............ 1 mm. 1|2.
Foie. P. 1480 gr. gras.
Rate. P. 170 gr. Normale.
Reins. P. 135 gr. Un peu pâles, rien autre de particulier.
Crâne. N'a pas été ouvert.

Obs. XI (personnelle) (résumé) — Phthisie pulmonaire. —
Surcharge graisseuse.

Garnier (Honorine), 28 ans, journalière, entre à Lariboisière le 18 mai 1878, salle Ste-Elisabeth, n° 6.
Toux depuis huit mois : signes cavitaires au sommet gauche.
Mort le 29 mai.
Autopsie faite trente-six heures après la mort.

Thorax. — Pas de liquide dans les plèvres.

Poumon droit.— Adhérences au sommet et dans toute l'étendue de la face postérieure.

Au sommet du lobe supérieur, petite caverne ; dans le reste de ce lobe granulations tuberculeuses. P. 900 gr.

Poumon droit. — Adhérences difficiles à détacher au sommet et dans la moitié supérieure en avant et en arrière. Adhérences avec le diaphragme.

Au sommet, vaste caverne ayant le volume d'un œuf de poule ; tubercules dans les deux tiers inférieurs du poumon. P. 820 gr.

Cœur. — Le péricarde contient environ 140 grammes de liquide séreux, pas de péricardite.

Le cœur présente sur sa face antérieure une légère couche de graisse ; son tissu est mou et se déchire facilement. Pas de lésions valvulaires.

MESURES DU CŒUR.

Poids 235 *grammes*.

Hauteur (base de l'aorte à la pointe)..........	120 mm.
Largeur (à la base, du bord droit au bord gauche)................................	110 »
Epaisseur (à la base)....................	34 »

Cœur droit.

Oreillette (épaisseur à la partie moyenne)....	1 mm.
Ventricule (id.).........................	4 »

Cœur gauche.

Oreillette (épaisseur à la partie moyenne)...	2 mm. 1/2
Ventricule (id.)........................	12 »

Orifices.

Orifice tricuspide........................	110 mm.

Orifice mitral.......................... 96 »
Orifice aortique........................ 60 »
Orifice pulmonaire..................... 79 »
Foie, 160 gr. foie muscade.
Rate, 175 normale.
Rein droit, 140.
Rein gauche, 145
Le crâne n'a pas été ouvert.

Obs. XII (personnelle). — Phthisie pulmonaire. —
Insuffisance tricuspide.

Rémier (Célestin), 45 ans, fondeur, entre à Lariboisière, le 9 mars 1878, salle Saint-Henri, n° 33 (service de M. le docteur Ollivier).

Pas d'antécédents tuberculeux.

Logement salubre; n'a jamais eu de privations.

Excès de boisson : pituites et rêvasseries professionnelles.

Nie la syphilis; d'ailleurs on n'en trouve point de trace.

Rougeole à l'âge de six ans; n'a jamais eu d'autre maladie.

Il y a dix mois, à la suite d'un refroidissement, le malade a commencé à tousser, et depuis son état n'a fait que s'aggraver : hémoptysie, fièvre le soir et sueurs nocturnes, douleurs intercostales.

Etat actuel.

Amaigrissement très-notable, pas d'œdème des membres inférieurs.

Poumon droit : Matité au niveau des fosses sus et sous-épineuses, expiration prolongée et soufflante. Craquements.

Poumon gauche : Matité en arrière dans le tiers supérieur; au niveau de la région sous-claviculaire un peu de sonorité. A l'auscultation souffle caverneux au sommet, gargouillement.

Cœur. — La pointe du cœur bat dans le cinquième espace intercostal à un centimètre en dedans du mamelon. Les bruits du cœur sont nets, sauf à la base où l'on entend un léger soulfle au premier temps et à la partie interne du quatrième espace intercostal droit. Le pouls est petit, régulier.

Inappétence; pas de vomissements, diarrhée depuis hier.

Le foie et la rate ne présentent rien d'anormal.

Toux fréquente, crachats muco-purulents.

Pas d'albumine dans les urines.

Prescription : Julep, morphine, tisane pectorale.

Mort, le 14 avril.

Autopsie. — Thorax. Poumon gauche : au sommet immense caverne contenant une grande quantité de pus crémeux. Tubercules dans le reste du poumon.

Adhérences très-solides au sommet dans le tiers supérieur. P. 980.

Poumon droit. — Deux petites cavernes occupent le sommet. Masses tuberculeuses disséminées dans le lobe inférieur. Quelques tubercules crétacés dans le lobe supérieur.

Péricarde. — Adhère très-solidement à la plèvre gauche; pas de plaques laiteuses.

Le cœur paraît hypertrophié, mais l'hyper!rophie ne porte que sur le ventricule droit.

MESURES DU CŒUR.

Hauteur......................	110 mm.
Largeur......................	125
Epaisseur....................	35

Cœur droit.

Oreillette...................	2 mm.
Ventricule...................	4

Cœur gauche.

Oreillette...................	3
Ventricule...................	12 mm. 1/2

Orifices.

Orifice mitral.................. 104 mm.
Orifice tricuspide............... 135

Poids du cœur 240 grammes.

Le foie est gras; la rate et les reins ne présentent rien de particulier.

———

CONCLUSIONS.

I. Les lésions du cœur chez les phthisiques, long-temps inaperçues, sont aujourd'hui un fait bien dé-montré.

II. Les lésions que l'on peut rencontrer sont les suivantes : atrophie du cœur, dilatation du cœur droit, altération graisseuse, péricardite, tubercules du cœur.

III. Dans l'état actuel de la science, il est absolument impossible de dire dans quelle proportion les affections cardiaques s'observent chez les phthisiques.

IV. La symptomatologie de ces affections est le plus souvent obscure, le diagnostic toujours épineux.

V. Toujours elles aggravent le pronostic.

VI. Bien que la thérapeutique soit en général peu efficace contre ces complications, cependant il peut y avoir quelques indications spéciales.

Paris. — A. PARENT, imprimeur de la Faculté de Médecine, rue M.-le-Prince, 29-31.